新安孤本醫籍叢刊

第一輯

王鵬／主編

2019年度國家古籍整理出版專項經費資助項目

程敬通先生心法歌訣

〔明〕程敬通／著　羅夢曦　黄輝／提要

婺源余先生醫案

〔清〕余國珮／著　黄輝／提要

醫理

〔清〕余國珮／著　王瑞　王鵬／提要

北京科学技术出版社

圖書在版編目（CIP）數據

程敬通先生心法歌訣；婺源余先生醫案；醫理 / 王鵬主編. — 北京：北京科學技術出版社，2020.1
（新安孤本醫籍叢刊. 第一輯）
ISBN 978-7-5714-0527-4

Ⅰ. ①程… Ⅱ. ①王… Ⅲ. ①方歌—匯編—中國—明代②醫案—匯編—中國—清代③中醫醫學基礎—匯編—中國—清代 Ⅳ. ①R2

中國版本圖書館 CIP 數據核字（2019）第229222號

新安孤本醫籍叢刊·第一輯. 程敬通先生心法歌訣　婺源余先生醫案　醫理

主　　編： 王　鵬
策劃編輯： 侍　偉　白世敬
責任編輯： 侍　偉　白世敬　董桂紅　楊朝暉　劉　雪
責任校對： 賈　榮
責任印製： 李　茗
出 版 人： 曾慶宇
出版發行： 北京科學技術出版社
社　　址： 北京西直門南大街16號
郵政編碼： 100035
電話傳真： 0086-10-66135495（總編室）
0086-10-66113227（發行部）　0086-10-66161952（發行部傳真）
電子信箱： bjkj@bjkjpress.com
網　　址： www.bkydw.cn
經　　銷： 新華書店
印　　刷： 北京捷迅佳彩印刷有限公司
開　　本： 787mm × 1092mm　1/16
字　　數： 158千字
印　　張： 29
版　　次： 2020年1月第1版
印　　次： 2020年1月第1次印刷
ISBN 978 – 7 – 5714 – 0527 – 4/R · 2682

定　　價：680.00元

《新安孤本醫籍叢刊·第一輯》編纂委員會

《新安孤本醫籍叢刊·第一輯》編輯委員會

前言

中醫藥學源遠流長，在其漫長的發展進程中，涌現出大批著名醫家，他們在學術上各領風騷，形成了衆多的醫學流派。不同流派的争鳴與滲透、交流與融合，促進了中醫藥學術的不斷進步和臨床療效的不斷提高。各家中醫學術流派薪火相承，後浪推前浪，鑄就了中醫藥學發展史上一道道亮麗的風景綫。

九州方隅，風物萬千，醫家臨證各有所長，傳習日久，漸成衆多地域醫學流派。地域醫學流派是對某一特定地域醫家學術特徵的整體概括，凸顯了中醫藥學辨證論治的原則性、多樣性和靈活性。

『天下明醫出新安。』安徽自古物寶文華、人杰地靈，是歷史上名醫輩出的地方，『南新安、北華佗』的原生態傳統醫學文化獨具特色和優勢。源自古徽州的新安醫學，以其鮮明的地域特色、厚重的傳統底蘊、突出的學術成就、深遠的歷史影響，在我國地域醫學流派中獨樹一幟。作爲徽文化五大要素之一的新安醫學，儒醫輩出、世醫不絶，文獻宏富、名著林立，創新發明、學説紛呈，特色鮮明、影響深遠，傳承至今、經久不衰，是公認的綜合性地域醫學流派的典型代表。

傳統在本質上是一種歷史的積澱。富有生命力的傳統文化，從來都不衹是久遠的歷史，她具有超越時空的思想力量。中醫藥理論上以道御術，實踐中以術弘道，中醫藥的學術理論與實踐經驗，往往通過古代文獻這一載體得以傳承、延續。因此，我們必須重視中醫藥文獻的整理研究和價值挖掘，用前人的成就來啓發我們的智慧。中華人民共和國成立以來，學術界一直十分重視新安醫學文獻的整理與研究，以安徽學者爲核心，聯合國内其他地區學者，針對新安醫學古籍文獻開展了一系列卓有成效的研究工作，在文獻校注整理、醫家醫籍考證、名家學術思想研究等領域，取得了衆多具有代表性的成果，使一批重要的新安醫籍文獻得以整理出版，爲傳承發展新安醫學學術、弘揚優秀傳統文化做出了重要貢獻。但時至今日，仍然有大量重要的新安醫籍未曾經過系統整理和出版，這不能不説是一種遺憾。爲有效彌補既往古籍整理研究的不足，不斷完善新安醫學醫籍體系，進一步促進對新安醫家學術思想的深入研究，安徽中醫藥大學組建了專門的整理研究團隊，有計劃、分批次地開展新安醫學孤本、珍本醫籍文獻整理工作，并將整理後的新安醫籍叢書命名爲《新安孤本醫籍叢刊》。

《新安孤本醫籍叢刊・第一輯》共選取九種具有重要學術研究和實踐應用價值的新安孤本、珍本文獻，包括中醫理論類文獻一部、傷寒類文獻兩部、本草類文獻兩部、内科類文獻一部、雜著類文獻一部、名家醫案類文獻兩部，以完全保留原貌的形式影印出版，旨在挽救部分瀕臨亡佚的新安孤本、珍本醫籍；同時從作者、成書、版本、主要内容、學術源流及影響等方面爲每部著作撰寫内容提要，充分展現各醫籍的新安醫學特色及其對後世中醫藥學術傳承與發展的影響。

入選《新安孤本醫籍叢刊・第一輯》的文獻各有其學術價值和臨床特色。

《醫説》，十二卷，南宋新安醫家張杲撰，是我國現存最早的筆記體裁醫史傳記著作，也是現存成書年代最早的一部完整的新安醫籍。國内傳本主要有宋本、明刻本和《四庫全書》本等。其中宋本有二，分别藏於南京圖書館、北京大學圖書館，皆有闕失。宋本之外，刻印最良者當推明代顧定芳本，此本藏者較多，惟安徽中醫藥大學圖書館藏本較諸本多出顧定芳跋文一篇，彌足珍貴。

《醫理》，一卷，清代新安醫家余國珮撰，係作者對家傳醫學理法『已驗再驗』之後的全面總結。其將易理及道家觀念與醫學相結合，進一步闡發醫理，并後附醫案百餘種。此書未見刊行，僅存一種清宣統二年（一九一〇）皋邑蔣希原抄本，藏於安徽中醫藥大學圖書館。

《婺源余先生醫案》，一卷，清代新安醫家余國珮撰。全書按證類列，每證録案一至三則，共録醫案七十四則，多從『潤燥』論治，對辨析燥邪尤有創見，且與《醫理》一書相輔爲證。此書未見刻本，現僅存一種劉祉純抄本，藏於安徽中醫藥大學圖書館。

《傷寒從新》，二十卷，清末民初新安醫家王潤基撰。此書彙集歷代研究《傷寒論》名家的學術觀點，折衷傷寒各派，以温熱補充傷寒，以六經指導温病，是近代注解《傷寒論》的大成之作。現存一九三二年抄本，係孤本，藏於安徽中醫藥大學圖書館。

《傷寒論後條辨》，十五卷（附《讀傷寒論贅餘》一卷），清代新安醫家程應旄撰，係作者汲取方有執及喻嘉言錯簡重訂，綜合整理《傷寒論》條文之長，再行歸類條理，闡發己見而成，是傷寒錯簡重訂派的代表性著作之一。《傷寒論後條辨》版本較少，安徽中醫藥大學圖書館藏式好堂本存有書名頁，且較其他式好堂本多出黄周星序，是現存最佳版本。《讀傷寒論贅餘》刻本僅存式好堂本一種，藏於安徽中醫藥大學圖書館。

《本草綱目易知録》，八卷，清代新安醫家戴葆元撰。此書以《本草綱目》《本草備要》爲基礎删補而成，仍分十六部，載藥一千二百零五種，末附全書病證索引《萬方針綫易知録》，是一部切合臨證實用的綜合性本草文獻。現僅存清光緒十三年（一八八七）婺源思補山房刻本，屬戴葆元私家刻本，藏於安徽中醫藥大學圖書館和江西省圖書館。

《程敬通先生心法歌訣》，一卷，明末清初新安醫家程敬通撰。全書按證分篇（每證下分病證歌訣、方藥歌訣兩部分），概述了五十七種病證之辨證與論治，内容簡明扼要，便於臨床記誦。此書未曾付梓，現僅存一種程六如抄本，藏於安徽中醫藥大學圖書館。

《程六如醫案》，八册，近現代新安醫家程六如撰。全書包括内科醫案六册、外科醫案二册，按時間順序排列，共載醫案九百餘則。每案首記患者之姓、所在之村和開方之日，後詳備病因病機、臨床症狀、治法方藥等，資料完整。此書未曾刊印，僅存抄本，藏於安徽中醫藥大學圖書館。

《山居本草》，六卷，清代新安醫家程履新撰。全書分身部、穀部、菜部、果部、竹木花卉部、水火土金石部六部，將《本草綱目》十六部中除禽獸蟲魚部外的藥物，分别選入六部之中，共載藥一千三百四十三種。該書是一部集養生和用藥經驗於一體的綜合性本草文獻，所輯藥物均是易得易取之品，所載炮製及用藥方法皆簡便易行。此書刻本僅存清康熙三十五年（一六九六）初刻本，藏於上海圖書館。

《新安孤本醫籍叢刊·第一輯》的整理出版工作，在北京科學技術出版社的大力支持下，成功獲批二〇一九年度國家古籍整理出版專項經費資助項目。北京科學技術出版社長期從事中醫藥古籍的整理出版工作，并將中醫藥古籍作爲重點圖書版塊加以打造，多年來出版了一系列學術水平高、業界影響大的中醫類古籍圖書，積纍了豐富的中醫藥古籍出版經驗，爲本次《新安孤本醫籍叢刊·第一輯》整理出版工作的順利實施提供了强有力的組織和技術保障，確保了本次整理項目的順利開展與按期完成。在此，謹對北京科學技術出版社及參加本項目出版工作的同道們致以衷心的感謝。

新安醫學的當代價值正體現在她實用的、不斷創新的、至今仍造福於民衆的知識體系中，而新安醫學古籍文獻則是這些知識體系的載體，是彌足珍貴的文化遺産。本次影印出版的《新安孤本醫籍叢刊·第一輯》，以具有重要實用價值的新安醫籍孤本、珍本文獻爲整理對象，與臨床實踐密切相關，能够更爲直接地用以指導臨床實踐工作，豐富現有的臨床辨證論治體系，促進中醫醫療水平的提高。我們衷心地期望，通過本叢刊的出版，能够更有效地保護并展示被廣泛認同、可供交流、原汁原味的新安醫籍珍貴文獻，同時爲弘揚新安醫學學術精華、傳承發展中醫藥事業貢獻一份力量。

編者

二〇一九年十月八日

目　録

程敬通先生心法歌訣……一
婺源余先生醫案……一五三
醫理……三一三

新安孤本醫籍叢刊·第一輯

程敬通先生心法歌訣

提要　羅夢曦　黄　輝

内容提要

《程敬通先生心法歌訣》又名《心法歌訣》，一卷，爲明末清初新安醫家程敬通於明崇禎九年（一六三六）所著。該書以歌訣形式，概述了五十七種病證之辨證與論治，内容簡明扼要，便於臨床記誦。

一、作者與成書經過

程敬通（約一五七八—一六六七），名衍道，字敬通，大約生活於明萬曆至清康熙年間，安徽歙縣西鄉槐塘人。槐塘《程氏族譜》載：『衍道爲浙之庠生，性敏而念慈，醫明而普救，活人無算。』程敬通爲明代成化年間槐塘醫家程松厓侄孫輩，天資聰慧，又勤奮好學，『既是名儒，又是名醫，以文雄兩浙間』，以治儒的精神治醫，『日出治醫，日晡治儒；出門治醫，入門治儒；下車治醫，上車治儒』，『一以儒理爲權衡』，是新安儒醫的典型代表，名播徽州、寧國兩府。侄孫輩歙縣程雲來、太平縣孫廣從其學。

程敬通珍愛古籍，自設有經餘堂，鑒於《外臺秘要》自五代至宋刊本較少，『及今而絶』，於是斷葷少飲，無問寒暑，校刊重刻是書，是書刊本於明崇禎十三年（一六四〇）行世，現之傳本即其重刊本。該本金聲序記載：『一接程子指脉説病則目無全人，微言高論疊見層生，聞未聞，解未解。程子之於醫幾乎道！又見其醫人也，雖極賤貧，但一接手則必端問詳審，反復精思，未嘗有厭怠之色。其疑難者，多至盈時，惟恐少誤，無惑而後動其心。』其心思之缜密，態度之嚴謹，可由此領略一二。

又民國二十六年《歙縣志·人物志·方技》記載：『（程敬通）精通醫學，一診即能决人生死。性沉静寡言，雖當篤疾瀕危，未嘗動聲色，投劑立起。每病者延至其家，則就療者叢集，衍道從容按診，俟數十人俱診畢，徐執筆鱗次立方，神氣暇逸，了無差謬，所療治奇驗甚多，游其門者，咸以醫名。』其記憶力之强，診療之嫻熟，可見一斑。

著《心法歌訣》之時，程氏已到花甲之年。該書以歌訣形式論述病證，同時代著名醫家李中梓稱此書『博而約之，神而明之』『爲醫道之舟楫，岐黄之模範』，稱贊程敬通爲『天下之神手也』。

此外，程氏尚有《醫法心傳》《邁種蒼生司命》等著作流傳於世。《醫法心傳》一卷，收載五十二證，重於論理，多有獨見。如對眩暈病機的認識，提出『六淫之感，七情之傷，皆足是病』『怒氣傷肝，則肝火上衝』『脾受濕傷，久則濕熱痰凝；腎水不足，而雷龍之火震發於上，皆能爲眩爲暈，其得之氣血耗損，更自不少，或虚或實，切而知之』『治法概以清火、導痰、理氣、養血爲正』，可謂集各家之精華。

《邁種蒼生司命》四卷，清康熙二十年（一六八一）無名氏序後有許怡庭補録稱『是書乃槐塘名醫程敬通先生自著家藏秘法』。該書曾被送病兒來的車夫竊去，康熙年間歙縣岩寺醫生江廷佑在竊書人家出診時見此抄本，辨識并使之得以重見天日，乃傳抄至今。一九九五年，該書被納入《新安醫籍叢刊·雜著類》出版。

二、版本介紹

《程敬通先生心法歌訣》未曾付梓，《中國中醫古籍總目》亦未有收載，然該書有民間抄本存世。此次出版的《程敬通先生心法歌訣》爲程六如抄本，正文第一頁上有朱筆撰『古歙程六如校』字樣。該書由安徽中醫藥大學古籍搜集整理團隊在歙縣當地鄉民手中收得，尤爲珍貴。

程六如（一九〇四—一九八五），字冷菴，號樂賢，歙縣石門人。二十二歲赴浙江吴興，學醫於沈懿甫所辦的『浙江中醫傳習校』，二十六歲畢業返里，設診所於休寧榆村，一九三六年十月十九日還屯溪。一九三五年被上海光華醫藥雜志社特約爲撰述員。一九三六年底主編《徽州日報》之《新安醫藥半月刊》，并着意新安醫學史料的收集抄録，使不少珍貴文獻得以傳世，《程敬通先生心法歌訣》便爲其中的一部。在推動新安醫學發展方面，他功不可没。

《程敬通先生心法歌訣》程六如抄本對於絕大多數歌訣均標明句讀，同時存有多處程六如的朱筆批注，如『中風』『中寒』『痛風』『癱瘓』『中暑』等篇章中，有『歌訣』『方歌』『注』等内容提示。其中最長的批注，出現在『癱瘓』篇（正文第十五頁頁頭）。此處原文有曰：『蓋中風癱痪，乃死血濕痰凝結於臟腑包絡之間，若非烏、附熱藥，安能開散流通？此非正治之法，乃從治也。』程六如批注道：『蓋中風癱痪之症，原係血虚邪侵，未必是死血濕痰凝結臟腑，治法當宜養血之中兼驅風邪，是爲正治。若專以剛燥之藥，則劫其陰液矣。』其嚴謹的治學態度與深厚的學術功底，由此可窺。

據有關論文記載，歙縣衛生局曾於一九七七年搜集整理《程敬通先生心法歌訣》，内部翻印傳世。該版本所載病證有五十四種，與程六如抄本的五十七種有异，而其中諸多論述亦存不同。如『虚怯』篇中滋陰降火湯注釋，該書爲『凡失血者，川芎不宜用，以其升提也，吐血者忌之，故换白及，若下血宜用川芎』，程六如抄本爲『凡失血者，則川芎不宜用，以其升提故也，擬白及，若下血則以川芎又宜用』，可互參。

三、基本内容與構成

《程敬通先生心法歌訣》程六如抄本由原序、目録、正文、附四部分構成。

序中云：『通四大家之法，則天下之病無不左右逢源，鮮有出其範圍之外者。自知學古而不逮乎古，故不敢著作。如脉訣、湯頭、察病、醫治、用藥，無一不效古人。惟曰：用遵古之道學古而得之於心，應之於手。故手録一書名曰《心法》，實信乎古，好乎古，心乎古，而法乎古者也。實述也，述古人之心法也。』該書繼承并踐行孔子『述而不作，信而好古』的思想，尊金元四大家之學術，敬畏之心可以明鑒。

目録部分與正文部分基本對應，將五十七種病證按序編排，便於檢索。計列中風一、中寒二、痛風三、癱瘓四、中暑五、熱病六、兩感（正文作『傷寒兩感』）七、傷風八、勞傷九、食傷十、瘟疫十一、霍亂十二、中温（當爲筆誤，正文作『中濕』）十三、黄疸十四、積聚十五、鼓腫（正文作『臌腫』）十六、隔噎（正文作『膈噎』）十七、火病（正文作『火症』）十八、關格十九、呃逆二十、嘔惡二十一、吐酸二十二、燥症二十三、氣病（正文作『氣症』）二十四、失血二十五、痰症二十六、鬱症二十七、嘈雜二十八、咳嗽二十九、喘急三十、顛狂三十一［癇附］、瘧疾三十二、痢症（正文作『痢疾』）三十三、泄瀉三十四、秘結三十五、淋症三十六、濁症三十七、崩症（正文作『崩漏』）三十八、汗症（正文作『自汗盗汗』）三十九、三消四十、厥症四十一、痿症四十二、痓症四十三、虚怯四十四、頭痛四十五、眼症四十六、耳病（正文作『耳聾』）四十七、口症四十八、牙病（正文作『牙疼』）四十九、咽喉五十、心痛五十一、肺癰五十二、腹痛五十三、脅痛五十四、腰痛五十五、疝氣五十六、脚氣五十七。

正文部分按病證分篇章，每一病證主要分爲病證歌訣、方藥歌訣兩部分。其中又以病證歌訣部分爲主體，包括分類、症狀、病因、病機、脉診、治法、方藥等内容。有些篇章在歌訣前後亦加以注釋與説明，以幫助理解。如『中風』篇前小字注釋可幫助理解中風之分類，曰：『偏枯者，半身不遂也。風懿者，奄忽而知人也。風痱者，身無痛，而四肢不收也。風痺者，痛風也，遺尿手撒，口開鼻鼾，爲不治。』再如『中風四症有偏枯、風懿、風痱與風痺』的篇後注釋融彙各家之言，盡述中風之理，曰：『李東垣先生曰：中風，非外來風邪，乃本氣自病也。劉河間曰：中風癱痪，非爲肝木之風，實甚，亦非外中於風。良由將息失宜，而心火暴甚，腎水虚衰，不能制之，亦有因喜怒悲思恐，五志過極。而中風者，此即河間主乎火之説。蓋西北風氣剛勁，虚人感之，名真中風。南方風氣卑濕，質弱氣虚，雖有中症，名類中風，宜兼補養爲治。」

方歌部分，一般將方劑組成、用法、功效等内容編成七言或五言歌訣，朗朗上口，方便記誦。如『中風』篇載：『烏藥順氣散麻黄，川芎甘草桔乾薑，枳殼薑蠶橘白芷，中風煎服最爲良。』『中寒』篇載：『附子理中湯，虚寒功最良，人參兼白术，附子炒乾薑。』有些方劑，方歌難以概全，程氏記載時亦不拘形式，如在『臌腫』篇中五皮飲下詳述其適應病證與用藥加減，曰：『治風熱客於經絡，氣血凝滯，面皮虚浮，四肢腫脹，胸腹膨滿，氣急喘促，陰水陽水兼治。五加皮、薑皮、大腹皮、茯苓皮、橘皮，水煎服。飲食不進加草果、砂仁，胸膈膨脹加枳殼、香附，喘促加椒目、葶藶，小便不通加車前、木通，大便閉結加大黄、甘遂，腹痛加胡椒、乾薑，脚腫加牛膝、苡仁，面目浮腫加升麻，陰囊浮腫加黑丑，外以楊柳根煎洗。』

附部分爲抄方，在正文末尾收載了《客中閑集》《物理小識》《王氏談録》《楮記室》《説儲》等著述中的驗方治法，以增廣見聞。

四、學術價值

從内容上説，《程敬通先生心法歌訣》博采衆家之長，尤宗金元四大家，融彙貫通，繼承發展，特色鮮明。如『火症』篇滋陰補腎丸下注頗得朱丹溪用藥之精髓，云：『治熱從足心起，衝入腹内者，腎火也。用知母以保肺，而不使火克金，用黄柏以補腎滋其陰，用肉桂者，熱因熱用，取其引火歸源而不至寒胃。』『崩漏』篇載：『治法日久要升提，凉血止血兼補血，加味膠艾四物湯，益氣補中爲妙訣。』膠艾四物湯藥用阿膠、艾葉、當歸、白芍、川芎、生地黄、山梔子、升麻、乾薑，若患者氣血兩虚，再加人參、黄芪、白术，又深得李東垣立法處方之要旨。程敬通臨證多參李東垣、朱丹溪，揉補氣養陰於一體，成爲新安固本培元派的重要代表之一。

從形式上看，《程敬通先生心法歌訣》的探索對後世醫家有一定影響。五十八年後，休寧汪昂編著《湯頭歌訣》，或是受該書影响。一百零三年後，歙縣同鄉吴謙奉乾隆詔令編纂《醫宗金鑒》，以『心法要訣』爲篇名（如『雜病心法要訣』『婦科心法要訣』），以歌訣形式論述疾病與方劑，很有可能也是受到了程敬通之啓發。

安徽中醫藥大學　羅夢曦　黄　輝

程敬通先生心法歌訣原序

通四大家之法則天下之病無不左右逢源鮮有出其範圍之外者自知学古而不違乎古故不敢著作如脉訣湯頭察之病醫治用藥無一不效古人惟曰用遵古之道学古而得之於心應之於手故手録一書名曰心法實信乎古好乎古心乎古而法乎古者也實述也述古人之心法也敢云余作乎哉嘗

崇禎丙子季秋月穀旦書於槐塘之松竹軒

心法目録

中風一 中寒二 痛瘋三 癱瘓四 中暑五 熱病六
兩感七 傷風八 勞傷九 食傷十 瘟疫十一 霍乱十二
中濕十三 黄疸十四 積聚十五 鼓腫十六 膈噎十七 火病十八
關格十九 呃逆廿 嘔惡廿一 吐酸廿二 燥症廿三 氣病廿四
失血廿五 瘧症廿六 欝症廿七 嘈雜廿八 咳嗽廿九 喘急卅

顛狂 卅一　癇附癃疾 卅二　痢症 卅三　泄瀉 卅四　秘結 卅五　淋症 卅六

濁症 卅七　崩症 卅八　汗症 卅九　三消 卌　厥症 卌一　痿症 卌二

痓症 卌三　虛怯 卌四　頭痛 卌五　眼症 卌六　耳病 卌七　口症 卌八

牙痛 卌九　咽喉 五十　心痛 五十一　肺癰 五十二　腹痛 五十三

脇痛 五十四　腰痛 五十五　疝氣 五十六　腳氣 五十七

目錄終 後附秘方

程敬通先生心法歌訣

古歙程六如校

中風一 偏枯者半身不遂也風懿者奄忽而知人也風痱者身無痛四肢不收也風痹者痛風也遺尿手撒口開鼻鼾為不治

（歌訣）中風四症有偏枯風懿風痱與風痹半身不遂肉頑麻不知人事昏沉睡手足抽掣瘦涎壅口眼歪斜言語滯左〻屬血少有死血右邊却屬屬〻瘦与氣外〻症大畧皆如此臨時察脉知詳細浮而大者主

於風邪而緩者因於氣或微或弱虛無疑或滑或
沉痰所致但見洪大數難醫若遇浮遲虛可治先當噙
鼻與開關無嚏之時作凶議氣虛卒倒用參芪血
虛四物正相宜痰涎壅盛先當吐竹瀝二陳取效奇若
是痰多氣血虛星附桂風丹為最烏藥順氣小
續命大防風湯皆可覓（註）李東垣先生曰中風非外

夫風邪乃本氣自病也。劉河間曰：中風癱瘓，非為肝木之風實甚，亦非外中於風，良由將息失宜，而心火暴甚，腎水虛衰，不能制之；亦有因喜怒思悲恐五志過極而中風者。此即河間主乎火之說。蓋西北風氣剛勁，虛人感之，名真中風；南方風氣卑濕，質弱氣虛，雖有中之症，名類中風，宜益補養為治。

方歌

烏藥順氣散麻黃，川芎甘草桔干姜。枳壳姜蚕橘

白芷。中風並服最為良。

小續命湯附子參。當桂麻黃及杏仁。防風甘草

漢防己。川芎白芍與黄芩。姜棗煎

星附湯內天南星。木香附子共傳名。脉沉無力

痰涎壅。少投姜汁效如神。

又方治中風卒然昏憒不省人事痰涎壅盛語言
蹇澁用三生飲
天南星一兩 川烏五錢去皮 生附子五錢去皮 木香二錢
人參一兩 貧者即黃芪膏亦可
祛風湯內有黃芩白朮天麻白茯苓南星
半夏川牛膝甘草陳皮酸棗仁歸芎川芎生

熟地黄柏羌防烏桂經，更加竹瀝與姜汁沖入
温服效如神。
大防風內有羌活，防己防風幾味藥，白术人參
甘草芪生地，當歸芎白芍，附子杜仲以牛膝，姜
棗同煎，鶴膝療弱，更治支注，厲節風不拘腫
痛皆能祛。此即十全大補湯加防風為君，加羌活、杜仲、防己、牛膝以佐之。

解語湯用天南星防風黑附天麻酸棗仁石菖蒲与白附子姜葱煎服效如神

中寒門

中寒之病爲何因氣血兩虛邪易侵口噤失音肚腹之痛四肢厥逆脉來沉即服羌附湯煎服附子理中須覓尋

方歌

附子理中湯。虛寒功最良。人參薑白术。附子炒干姜。

痛風三

歌訣

遍身走痛名痛風。此與痛痺症相同。或是血虛與死血。或是濕痰或是風。由於風者小續命。痰加羌活。二陳中。血虛四物湯調理。加入桃仁二炒

可攻風濕相搏痛不定透骨丸子有奇功大防風

湯寄生湯能療痛風厲節風

方歌

透骨丸内有防風甘草當歸官桂中姜蚕

全蝎蘄蛇同牛膝天麻乳麝用共製為末湯

調下每服三錢有大功

二難二煥四

歌訣

癱瘓二病因何致須分左右訣詳細左邊為癱

屬血虛右是氣虛名瘓瘓四物四君分氣血黃用

二陳姜竹瀝更有腦麝祛風丸石[illegible]拘癱瘓皆

能治

方歌

四物歸芎与地芍四君參朮苓甘草

二陳湯中用草苓益以半夏陳皮好

註

大抵治病之法寒因熱用熱因寒用此正治也今

盖中風癱瘓之症原係血虚邪侵未必盡死血濕痰涎結臓腑治法當宜養血之中兼驅風邪是為正治若專用剛燥之藥則都其陰液矣

中風癱瘓症本是風火陽邪而用烏附熱藥此何故也盖中風癱瘓乃死血濕痰凝結於臓腑色絡之間若執烏附熱藥安能開散流通此乃正治之法乃從治也書云從少從多者觀其要而從治之藥只可引經而已丹溪云肥白之人多濕少用烏附以從治是也

中暑五

歌訣

中暑之症如何識，脈沉吐瀉多煩渴，發熱惡寒身不涼。脈虛自汗知端的，必須清暑益氣湯，香薷五苓為第一。外熱内寒用理中，常服六和真有益。

方歌

清暑益氣用參芪，葛柏升麻澤瀉齊，神麴蒼陳青白朮，麥冬五味草當歸，姜棗並

五苓散中白朮桂澤瀉猪苓赤茯苓。香薷五苓有厚
朴扁豆甘草共相成
十味香薷飲參芪。白朮陳皮朴白扁豆。甘草與猪
苓
六和湯內有人參。厚朴香薷赤茯苓扁
豆皮朮與甘草半夏砂仁與杏仁。
理中甘草炒干姜白朮人參是本方。姜

是内中加附子即名附子理中湯

熱病六

夏月得病為熱病亦是傷寒為一症惡寒發熱遍
身疼頭痛口乾脈洪盛有汗須用桂枝湯羌葛煩
燥青龍勝熱甚加入酒黃芩無汗麻黃湯可進
大青龍内桂枝二麻黃三石羔四甘草二杏仁[illegible]蔥薑棗同煎

表熱服惡寒無汗用之良

麻黄湯中用桂枝杏仁甘草兩般齊發熱惡寒身體痛姜葱發汗汗淋漓

有汗須用桂枝湯芍藥甘草是本方兼與麻黄為合用名為各半正相當

傷寒兩感 七

傷寒有汗桂枝湯，傷寒無汗用麻黄。惡寒無汗煩躁
者大青龍，劑莫相忽。汗出惡寒脉微弱，臨症斯
要酌量。慎服汗多成厥逆，急用温經與益陽。兩感温
經益陽湯，汗下過多氣血傷。參芪歸芍陳甘艸，
白朮茯苓二地黄。更有桂枝大附子，姜棗投無乾
穀良。澤瀉歸芍生熟地，加入外麻炒黑姜。渴

入麦冬並五味嘔添姜汁最為良隨症酌量增減用

筋惕肉瞤瞤自安康

傷風八

傷風之候如何識脉來浮緩而無力頭痛發熱惡風寒，咳嗽失聲流濁涕。此症原因肺氣虚，毛竅敞開疎邪易入，治用十神湯發散，九寳芎蘇皆可覓。

十神湯用紫蘇芎干葛升麻白芷同赤芍麻黄香

附子陳皮甘草入姜葱

八味芎蘇類十神專醫發熱痛頭人升麻

白芷芎蘇葛紫胡半夏与黄芩

九寶湯中桔甘陳桑白麻黄蘇杏仁枳殼烏梅

香附子姜葱煎服便安寧

勞傷九

勞傷脉大而無力又或隱伏及微細更寒熱遍身疼

煩燥口渴常汗出若兼外感有風邪升小二麻羌活

湯失入神形勞倦虛無疑補中益氣湯尋覓

補中益氣湯參芪當歸白朮與陳皮升麻

甘草柴胡等勞傷虛損正相宜

升麻羌活湯防風白芷与川芎甘草干葛煎

熱服發散風邪大有功

食傷十

食傷氣口脈緊盛噯氣吞酸並飽悶甚並頭疼

身不疼腹痛嘔心須辨認重則下之承氣湯輕則

香砂平胃進食在上則宜吐之消導健脾堪却

病。香砂平胃散治食積困之瘧似

神香附砂仁蒼白朮山查曲蘗朴青陈

小承氣湯朴枳殼大黄加上芒硝合

瘟瘟疫土

瘟疫俗呼時氣之病狀類傷寒尤太甚為候傳

染遍四方壯熱並要並悶亂此屬邪氣自內

出表裏還解方為順治法須貫斬瘟丹
滌渡丸散且休論甚極昏沉水清三六一元明
消渴盛羌已汗瀉表裏虛紫參加入參
茂進更有神仙活命丹醫治大頭瘟越
病斬瘟丹內有麻黃羌活防風白
芷殭黃連黃柏芩甘桔滑石紫蘊与

大黄姜汁投入水煎服霎时汗下即安康
活命丹中白芷蒼一兩殭蚕二大黄姜秋審
汁丸如彈井泉水調化服之良

霍亂 十二

霍亂之二症有何因吐瀉往來寒暑侵此屬内傷黄
外感陰陽混濁不分以致脈來隱伏為難治

亂雜調理大全。夏服藿苓湯要緊，秋用六和湯最靈。

夏用藿香茯苓湯，參蒼白朮桂，干姜猪苓澤瀉參，甘草半夏砂仁與藿香。

香薷飲醫乾霍亂，厚朴干姜赤茯苓，扁豆木瓜甘草藿，少入鹽煎服自寧。

中湿 十三

中湿原因風雨襲脉来遲緩細端的四肢倦怠面皮

黄大便多溏小便赤澁宜葶藶木香湯加入五苓

并渗湿羌是腰腿皆酸痛獨活寄生湯第一

湿須葶藶木香湯專醫浮腫遍身黄五苓

散合亡散葶藶木通与木香

涤湿汤中苍白术更有干姜与木香茯苓甘
草陈皮桂姜枣同煎取效良
独活寄生熟地黄（酒洗）归（酒炒）芍川芎（酒洗）杜仲（姜汁拌炒断丝）细辛干
甘草人参桂茯苓牛膝秦艽帮

黄疸　由　黄肿附

黄疸之候为何因原因湿热蒸脾经医家不

必分五種表裏汗利要推詳先用二陳黃五苓散次用
茵陳入胃苓并因蓄血發黃者承氣湯中用桃仁
更有退金丸消腫丸藥並醫黃腫效如神
李士材先生云疸雖有五不外陰陽陰疸四肢厥冷脉必沉細陽
疸脉必洪大均以茵蔯為君陰者佐以附子干姜陽者佐以梔子黃柏
治疸茵陳胃苓湯厚朴茵陳甘草蒼陳皮白朮茯苓
入猪苓澤瀉桂枝木通莊小便赤时何物好多加滑

石羔為良

退金丸　治遍身黄腫肚大脚细或食積並宜服之

陳皮一錢去白　青皮一錢　香附一錢童便浸炒　厚朴一錢姜汁拌炒

蒼朮一錢米泔水浸　白朮一錢陳壁土炒　針砂一錢醋淬七次　神麴一錢

麦芽一錢炒　山稜一錢醋煮焙　蓬朮一錢醋煮炒　甘草一錢炙

共為细末老米飯用丸如梧子大每服五十丸日三

服空心滚水下飯煎湯米飲下晚飯前酒下所傷何物用原物湯下 忌鮮魚生冷麵食猪頭鷄鯉魚一切發物 少食為主

消腫丸

皂礬 生用 一斤 棗子一斤 去核 要南棗 花椒 炒 一斤 木香 不見火 一斤 白麪 一斤 用砂糖拌炒乾

共為細末為丸每日酒下三服每服三十丸 婦人黄胖經水不通紅花蘇木煎湯下

桃仁承氣湯 治瘀血積聚發狂譫語少便自利大便黑

大黄五 桃仁廿粒去皮尖 桂枝三 芒硝平 甘草五

用水一鍾半煎至半鍾 再下芒硝 利下瘀血為驗

華山碑記萬靈丹

諸藥各是一兩 酸榴一對連皮 三稜莪朮五

灵脂 大戟 芫花 甘遂 葶藶 桃仁 豆豉 大黄 皂

角 烏梅 用酒浸洗炒焙 微醋糊為丸便是

不論心腹脹〻痛任他硬肉傷脾面黄肌〻瘦從饒醫

又治十般蠱氣大小丸以菜豆茶酒送下皆宜神仙

妙藥果希壽此是華山碑紀

積聚方

積有定處聚無形死血濕痰俱要分中〻痰右食

左死血肺〻積聚為息賁心是伏梁脾〻痞塊肝

為肥氣腎奔豚治發闭度与順氣寬中消導覔
根因並宜消滯湯加減丸用阿魏与消之癥 之癥
消滯湯用朴青陈蒼术莪术荊三稜枳壳梹
榔香附子木香官桂縮砂仁吴是有之瘦半夏大
便闭结用將軍
臌腫 十六

鼓腫原因脾土虧陰陽兩症要先知陽腫身熱多煩渴
陰腫身涼脉至遲風腫走注皮麻木血腫赤痕現生皮胸
脇脹滿為氣滯皮膚光亮水無疑試問前症如何
治法當利水與調脾陰腫陽腫葶藶散白朮木香
湯亦宜氣腫血腫香平散風腫麻黄合五皮水腫牛
黄散可用母逐檳榔丸更奇仍有商陸散最妙

甚能消腫任施為，浮大緩洪猶可治，沉細微小吉甯期。

萆薢木香湯 詳見中濕內

治有白朮木香湯，攻堅浮腫用皮黃，五苓甘草加滑石，再入檳榔廣木香。

牛黃散（治水腫）

黑丑（利小便 取牽牛）二兩　大黃（利大便）二兩　陳皖米焦鍋粑 兩

以上共為細末，麪糊為丸，如梧子大，每服四五十丸，淡姜湯送下，要通利加至百丸。

甘遂檳榔丸

白朮一兩 黑丑半 甘遂些 木香五 尖檳榔一兩

以上共為末，姜湯糊為丸，如梧子大，每服卅丸，空心灯心湯下。

香平散

香附一兩 黑丑一兩 三稜一兩 蓬朮一兩 干姜一兩

以上藥等分為末，入平胃散同共成劑，每服 米白湯或姜湯调下。醋糊丸亦可。

五皮飲　治風致客於經絡氣血瘀滯面皮虛浮四肢腫脹胸腹膨滿氣急喘促陰水陽水並治

五加皮　姜皮　大腹皮　茯苓皮　橘皮　水煎服

飲食不進加草菓砂仁　胸膈膨脹加枳殼香附　喘促加桑白葶藶

小便不通加車前木通　大便閉結加大黃甘遂　腹痛加胡椒干姜

腳腫加牛膝苡仁　面目浮腫加升麻　陰囊浮腫加黑丑

外以楊柳根煎洗

商陸散

白商陸根 甘遂 二味各等分為末

土狗七个俗名挖田狗 焙乾切作三段各段毁開先將七

頭研末加商陸錢甘遂錢研末和勻早餐後

以酒調服以消上段之腫次研七肚為末亦用商陸錢

甘遂錢為末和勻中時食前以酒調服取消中

腹之腫　次用七尾研為末亦用　商陸　甘遂　上
為末和勻至薄暮食前酒調服取消下邊之腫或
將土狗七个分作兩半左右另放左腫以左（左）邊七狗之
半和前藥末　亦如法好酒調服以（以）消左腫若是右腫
即將右边七狗之半和前藥為末亦如法調服一併消
右半之腫此秘方也

膈噎七

膈噎之病因何致憂思忿鬱傷脾肺痰火上升精液
枯三焦阻塞成翻胃法宜降火與消痰補腎健脾開鬱
滯初用枳殼之味湯酒炒芩連辯寒熱開鬱
香附廣木香消痰姜汁並竹瀝潤燥杏仁麻子
仁生津烏梅並白蜜養血當歸生地黄下香白蔻
除噎噎逆胃之虛寒透膈湯隨之症投並為妙

剎口吐白沫糞如羊腸胃燥結真難治透膈丁香藿

木沉半夏草菓縮砂仁白蔻青陳神曲麦

干姜附子白沙參　又云白蔻不可用　附子一反宜

靈砂丸　靈砂（九打）砂仁　硼砂　蓽茇

小檳榔　朴蔻　白蔻仁

右藥等分煉蜜為丸如芡實大噙化

丁附散　用大附子一枚剜空入丁香罕九粒仍以盖

盖之線縛至箸置銀石器中浸以自然姜汁及盏

而止慢火煑乾用銀匕糁舌上嗽津下之若煩渴

則食粥湯忌油膩生冷數服即愈

火症　十八

火症爲災非等閒須分虛實兩般看細數無力

為痰痰洪而有力實相干實宜降瀉虛宜補陰
痰須分部絲北方補足南方降水能制火自
然安

氣下當歸承氣湯上焦有火燥譫狂當歸與亮生
甘草更有芒硝與大黃每劑一兩姜三片入水
同煎效異常

火用三黄解毒湯口燥咽乾便結黄黄柏黄芩黄

連等山梔根入其煎嘗

小便不通六一散秘結只殻与大黄根入玄明同研

末諸般實火即安康

先哲滋陰降火湯陰虚火動是良方歸芍

川芎知貝母二冬二地柏干姜

仍有竹葉四物湯火從臍下起爲殃甘草茯苓

知母柏歸芍川芎生地黃

滋陰補腎丸 治其從足心起衝入腹內者腎火也用知母以保肺而不使火起全用黃柏以補腎滋其陰用肉桂者乃因其腎用取其引火歸源而不至寒胃

黃柏兩酒炒 知母兩酒炒 肉桂兩不見火 共爲末煉蜜爲丸如梧子大鹽湯下

左金丸 黃連兩 吳萸兩 湯泡拌連共爲末蒸餅糊丸如菉豆大每服二三十丸白湯下

関格　九

関格陰陽俱火盛上下阻閉難轉運爲玦内外寒热多小便不利嘔吐病急宜降湯与丹法紫参加入藿香進以上数方煎数沸冲入六一或靈丹

呃逆　卒

呃逆原因氣上冲自臍出口作聲鳴不足有餘須辯别

或虚或實要分明胸膈有痰須用吐腹中有食下之寧病後
渴之為險症附子理中須覓尋血虚竹茹投四物氣虚
竹茹加四君蔻因積滯作膨脹木香調氣可闌心更
有乳疏莫活嗅諸般惡逆立时停脉来浮缓堪調理
弦急不可枉費神病後呃逆胃寒寒脹柿蒂丁香
藿木香白朮白蔻枇杷叶陈煎投入棗生姜

嘔惡 二十一

嘔惡胸中氣滯干或因傷食或因寒平胃藿香消食嘔
二陳香附鬱痰删有火須加苓連服有寒理中入桂支

吐酸 二十二

諸般吐酸雖屬熱或有濕兮食鬱結茱連丸子治吐酸
要隨時令分寒熱平胃二陳皆有灵臨症参詳爲

妙訣

加味茱連丸　治痰嘈吐酸　冬天倍加茱萸夏令倍加黄連

川連　吳茱萸　浸汁搗同連拌炒　半夏　姜汁拌炒

陳皮　茯苓　乳拌蒸

共為末蒸餅糊丸如梧子大每服三十九食後徑下

加味平胃散　治食嘈吐酸

蒼朮　泔水炒　厚朴　姜汁拌炒　甘草　炒　陳皮　炒

神曲炒 麦芽炒 每服五 水煎服

燥症 兰

燥症血虛閉有熱皮毛枯澀肌膚裂遍身煩燥口咽乾
小便短澀大便結治宜潤燥滑肌膚活血生津為

妙訣

須識滋陰潤燥陽血虛閉結用之良歸芎桃仁

生熟地甘草红花与大黄

活血生津飲異常天麦冬二地黄瓜蒌歸芎

天花粉五味麻仁甘草当

潤肌飲治皮膚裂遍身燥燥無休息生熟地

黄天麦冬当歸五味瓜蒌貼红花桃仁与米

麻黄芪黄芩要与血调燥遍大便闭结難

郁李桃仁鬱莫缺

氣症 𦍒

經云百病皆因氣之不順，時之疲血滯或停膈胸作脹

鬱或留肚腹作癥之癖，或在肌膚為腫硬，或在肢肉麻

痺鬱凡此皆因氣不知養生，調氣為先計，惟

有沉香降香湯，更有木香調氣飲，快膈寬胸開

胸滞　須用沉香降氣湯丁香檀香藿香木香

砂仁甘草干姜桂青皮白蔻合檳榔

木香調氣朴檳榔白蔻丁香沉木香砂仁甘草

干姜桂青皮香附芎煎嘗

莪朮荊三稜半夏檳榔香附子木

開胸散氣朴青陳蒼朮木香官桂縮砂仁

失血　荳

吐血為實不可當，陽盛陰虛火作殃。重者脉洪身發熱，輕時脉細四肢涼。暴血四物並解毒，童便少沖入酒嘗。另有紫瘀胸膈痛，加入桃仁枳大黃。犀角地黃消鼻衄，茅根藕節共煎良。下血加味清涼飲，更有槐連功莫忘。溺血下焦因有熱，地黃飲子是奇方。

四物解毒是奇方，歸芎茜根生地黃，黃芩連（旁注：黃 黃）

芎黄
川栢山梔子節根投入共煎嘗臨服再加童便酒暴吐

紅紫立時康

芩知加味四物湯瘀血作痛用之良丹皮四物山梔

子兵麦桃仁拌大黄酒水各半同煎服下去

鐵汚即安康

鼻衄加味地黄湯甘草丹皮赤芍當黄芩

枝子元参等茅根根入茜草膏

大吐失血有良方炒藥一味日須嘗地動蜂根煎水

服一月之內自安康如瘦常血虛宜遠勞傷失

血莫相忘

下血原因虛與熱四物山枝加艾葉干姜炒黑

與河膠日久升麻不可缺

下血清涼飲歸芍生地槐花與枳殼防風地榆炒大黄

大麦炒焦下一句痛加檳榔廣木香酒水同煎

真秘着

地黄飲治血淋溺（痛不痛）生地當歸加赤芍黄柏山枝

与木通牛膝节根甘艸滑痛者加入海金沙

若遠日久升麻酌

鼻中出血湧如泉，亂髮燒灰不用錢。竹管吹將入鼻內，快些頃刻遇神仙。

吐血下血方

茅根炙炭　棕子炙炭

共為細末，每服三錢，同藕汁半杯，磨好陳京墨二分，和滚水調服。十灰散亦可。

麝香散　治鼻衄不止

枯礬　龍骨等分，加麝香少許，共研

細末洗淨鼻孔取藥吹鼻或做撚子揷鼻中
亦效又用馬蘭根搗井水服之
又法左鼻衄紥右手中指右鼻衄紥左手中指
若兩邊都衄左右齊紥
尿血方　用血餘炭和鹿角灰爲丸空心酒送
下大小便齊血方　用吴茱萸黄連各兩共浸

酒三次分開各自研末各以糜浸酒打糊為丸小便血用吳萸丸空心酒下三十丸大便血用黃連丸空心酒下五十丸二便齊血二丸各半合用空心酒下五十丸

梅連丸 治腸風下血

川連兩 酒炒 烏梅肉八兩去核 煆存性 只殼一兩 廣木香五錢 忌火 共為細末蒸粥糊丸每服三錢空酒下

疫症 廿六

疫症之病甚難尋，喘咳驚狂嘔惡心，嘈雜眩暈時寒熱，疫停胸膈有聲鳴，或在四肢作麻木，或在背脊冷如冰，此皆氣滯疫爲惡，治法依方重二陳，兼停胸膈須宜吐，傷胃壅積（控涎丹妙）下之寧，開導四肢引經須，姜汁竹瀝致如神。

控涎丹用三味藥　甘遂大戟白芥子等分爲
末如彈丸一服積痰下如矢
自古消痰用二陳半夏甘草白茯苓加入南星
並只壳烏梅薑汁効如神
消痰降火天南星半夏石羔只壳苓橘皮辰
斥
姜实甘草大黄香附及玄明丹加竹瀝与

姜汁用攻痰火得安寧

鬱症 七

經云鬱結多成病此症等閒人不識胸滿脇二（左肝右肺）痛氣

云因痰雨作痛定是濕血積餘食大便紅痰鬱喉中

咯不出食鬱胸滿口吐酸火鬱内熱小便赤消食順氣

治當先六鬱湯中加減去

六鬱湯中白茯苓甘草川芎半夏陳蒼术
山枝香附子梹榔神曲縮砂仁
開鬱散氣朴陳麥蒼术莪术荊三稜半夏梹
榔香附子木香官桂縮砂仁胸膈脹滿加只殼
莆子同煎効最灵

嘈雜 共

嘈雜之症少人知，似病非痛飢非飢，或作噯惡或脹滿，
腹中旋轉其蹊蹺，此症痰火並鬱結，思慮傷脾血有
虧，治法清痰並降火，開鬱安神並健脾，若能對症
依方法，隨手收功取效奇。
痰家嘈雜用何方，芩連加入二陳湯，南星香附山
梔子，入水共煎要用姜。

血虛嘈雜五更天思慮過多不得眠四物湯加加香附子
山梔貝母与芩連
嘈雜之時好得食此是脾家有火至白朮陳皮白
茯苓甘草黃連為妙劑
嘈雜脹滿不思食脾經有痰因氣滯半夏
茯苓只殼陳香附神曲蒼白朮

咳嗽 廿九

咳嗽多因氣與寒或因火熱或因痰五更嗽者有食積上
午胃中有火看午後嗽是陰虛症黄昏火泛于肺间胸
膈脹滿難眠卧痳血夾痰在其间最猛勞熱與乾咳此
為勞嗽治之難

欬嗽皆因肺不清當歸甘桔與黄芩天麦门

冬知貝母五味桑皮乃杏仁

風寒咳嗽桔甘陳桑白麻黄蘇杏仁只殼烏梅香附

子葱姜蔥服汗之寧

火嗽桑皮杏仁子山梔桔梗与黄芩知母貝母天

花粉石羔甘艸伴玄明

午後嗽者是陰虛四物桑皮同伴黄桔梗瓜蔞

知貝母麦冬五味入姜除

瘧間瘦嗽不寧此是寒邪客肺經宜用麻

黃知貝母杏仁甘草共為隣

久嗽不止烏梅袍甘草陳皮桑白皮歸芍麦

冬知貝母紫菀附阿膠五味宜多還不止加

桔梗粟殼須教嗽自遺

乾咳乃為勞嗽深此是火邪傷肺經四物湯加知貝母

麦冬黄柏即滋陰　加杏仁蔞潤之　加河膠龟板滋之

虛嗽勞怯用参芪白术茯苓桑白皮歸芎门冬知貝

母紫菀河膠五味宜

咳嗽音啞為失聲甘桔紫菀麦冬人参生地當歸知

貝母五味烏梅合杏仁

瘀血夾痰咳嗽連脇二痛脹滿不能眠歸芎青皮香附子山梔貝母俱皆並桃仁紅花蒼半夏大黄只壳並投煎

丹方治嗽果堪誇知貝二母款冬花麻黄去節杏仁炒甘草陳皮桔梗加煉和丸如彈子臥時噙化效無差

喘急 三十

喘急火刑熱肺金腎水不足故上升呼吸有痰為痰

喘若是無痰是氣喘或作或止皆因火無休無歇胃虛

真治法行痰與順氣清金降火自安寧

脉浮手足溫堪治脉沉足冷莫回春

定喘陳皮甘草麻黃蘇子杏仁桔梗只殼與黃芩

半夏桑皮配定白菓三枚焦炒姜葱入蜜熬勻任他

喘嗽病根除一服自然安静皂角烏梅貝母南星

半夏當歸麻黄去節也須知百部杏仁五味巴豆去

油去壳和藥等分同擂去核棗棗裹二三厘臨寝嚼吞

穩睡　痰喘半夏天南星香附砂姜杏仁陳皮貝

壳天花粉有火須加梔與芩

癲狂 並 癇症附

火風結聚發癲狂，顛屬陰兮狂屬陽，尋火尋痰分治法。

安神養血最為良，若是痰多須用吐，火痰之時下最強。

但逢目定如癡樣，縱有神仙不免殃。

癲狂須用白金丸，七兩鬱金三兩礬，辰砂為衣。

菖蒲石菖蒲水服韮油忌，戒免顛狂。鮮猪油、鮮肉、索麵宜戒。

清痰降火天南星半夏石羔只壳苓橘皮甘艹、

瓜萎實大黄香附及玄明丹加竹瀝与姜汁。用治

痰火効如神

五痫丸　辰砂　生礬　硝　赭石煅

以上等分為末粳米飯丸如麻子大每服九丸小兒三丸石

菖蒲煎水下

治痫症連年不瘥

黑鉛　硫黄　水銀　鉄粉　金銀箔各廿片

以上各味先將鉛鎔化次用硫黄不住手攪候硫黄烟氣止息然後入藥拌勻傾攤地上一宿以去火毒再用粳米飯丸如麻子大日服九丸小兒三丸

瘧疾門

夏傷於暑秋發瘧邪氣正争相擊搏或因飢飽傷生冷胸膈停痰寒〻熱作治宜清暑與消痰扶正散邪為最

瘧初起宜用柴苓湯寒熱桂苓独重着常山七寶遠脾
飲依法薦嘗堪截瘧休虛日久不能痊加味補中
為妙藥

柴苓湯内有黄芩澤瀉猪苓白茯苓半夏柴
胡參白术桂枝甘草共傳名

常山七寶飲檳榔草菓仁青皮甘草朴柴胡

截瘧靈

清脾飲內用青皮白朮茯苓甘草齊柴胡半夏

黃芩朴再加草菓正相宜治熱瘧用

加味補中益氣湯休言久瘧是良方參芪鱉

甲並白朮甘草陳皮半夏當歸葛桂附隨加減須

用升柴取效良薑棗煎

對金飲子有厚朴蒼朮陳皮甘草着更加半夏草
菓仁姜棗濃煎堪截瘧

痢疾 廿三

濕热食積釀成痢臨症須分氣血治氣傷痢白血傷
紅傷積症黃看面色無異議或如圓豆汁因傷濕五臟受傷
五色集者須知是血痢裡急腹痛由氣滯初起用药

宜推蕩平胃散並大承氣痢白香連入胃苓痢與導

滯湯為佳久痢不止虛脫肛[肛]補託升提為妙劑脈弱

洪數痢難愈但遇細微容易治

大前丸

大前止痢是神方妙在車前小便當

麦糵養脾並去積神仙用藥細推詳用

生大黃末一斤 車前原汁兩宮碗同煮三滾[滚]

再加炒麥芽粉十兩共乾再加酒釀同搗每丸計重三錢大人每服五兩丸小兒服三分一丸白痢薑湯下紅痢燈草湯下紅白相兼薑湯與燈草湯各半下又訣治法莫執方活法最為良初起宜推蕩通枳硝大黃赤痢連歸芍白痢朴陳蒼紫瘀桃仁〔木香〕蘊木重急下檳榔口渴天花粉腹脹南木香滑

脱肯甘炙升麻粟殼良虛寒須用酒人參官桂姜

若能依此法是痢即安康

平胃承氣湯陳皮甘草蒼原朴並枳殼芒硝与

大黄

平胃散中四味藥原朴兼蒼甘草陳皮与五

苓散合用兩方共號胃苓名

赤痢尊赤湯檳榔廣木香芩連歸白芍及殼

錦紋黄大防風湯治痢後脚軟不能行名曰

痢風兩膝腫大腰骨枯瘦筋脉攣拳方見痿症條

泄瀉門

泄瀉由來非一般火濕積痰虚冷驚水瀉不止痛是傷

濕火瀉腹痛又腸鳴或多或少因痰喘瀉後痛

減積相停谷飲不化脾虛冷糞有末沫是風鶩治用五苓散為主火除宜桂入苓連濕加蒼朮皮半夏積加平胃自安寧虛用參苓白朮散寒加香附縮砂仁日久滑脫宜收濇氣虛下陷要提升脈息微沉俱可治浮洪緩大枉勞神

澁用　粟殼　芡實　五味子　烏梅　牡蠣　肉菓
赤石脂　龍骨
升用　柴胡　升麻　干葛

参苓白朮散砂仁薏苡蓮甘扁豆珍
茯实山藥桔梗入吐瀉脾虚用最靈
五苓散用白朮苓澤瀉猪苓同併亚官桂用投文
与少服之止瀉效如神
啓脾散用有人参白朮甘草白茯苓官桂木香
蓮子肉山查山藥縮砂仁姜枣同煎调一服不

拘吐瀉即安寧

秘結 廿五

大便不通名秘結，虛實之症須分別。實者尺脉沉而數，治用承氣湯消息。虛者必定脉沉遲，當歸潤燥須宜設。退秘當用皂角灰，風秘都李麻仁切。津液不足地黄丸，巴豆牽牛休妄設。

當歸潤燥秘能行歸芍桃仁麻子仁更有
升姜生熟地紅花甘草伴將軍

淋症 其

小便淋漓以何訣氣血俱虛並熱結醫家何必五般分
清熱利便為妙訣血熱導赤入山梔六一四苓消氣熱
八正五苓皆可用生地黃飲治淋血痛則加入海金沙

日久丹麻不可缺

八正散來醫熱淋瞿麥車前扁蓄頻木通滑石稍

甘草更有枝子仁錦紋

五淋散治五般淋歸芍山枝赤茯苓滑石車前淡竹

叶木通生地与茵陳

地黃飲治血淋溺生地當歸和赤芍黃栢山枝与

木通牛膝節根甘艸滑

濁症 芒

男女濁常要分別，俱属濕痰與濕熱，色如白者氣中來，若是赤兮須属血。治赤當歸導赤湯，治白四苓知母柏。濕痰下滲入膀胱，二陳二朮升胡切。若是思慮致傷神，清心蓮子飲特訣。

古黎當歸導赤湯赤芍赤濁共煎當歸芎丹皮生
地滑山枝甘草木通防
知柏茯苓瀉白濁木通甘草車前滑海金遂肉共
升麻白芍相同無别藥
清心蓮子飲人參生地歸芪赤茯苓麥冬甘草車
前子遠志菖蒲酸棗仁

玉潤丸治濁遺精歸芍地兔白茯苓遠志山萸北
五味龍骨牡蠣酸棗仁

崩漏 共

崩漏原因虛与熱致使經行不斷絕治法日久要升
提涼血止血益補血加味艾膠四物湯益氣補中爲妙訣
更有神效七寶丹崩漏腸風功甚捷

須用艾膠四物湯歸芍川芎生地黄阿膠炒拌

山梔子升麻艾葉並干姜氣血兩虚色淡白

加人參茯苓白朮良

補中益氣用人參二錢芪錢當歸五分白朮七分與陳皮五分升麻三分甘

草柴胡三分等治崩虚損正相宜　姜棗煎

七寶丹是治崩方槐花棕子與蓮房棧蓉石烏梅

扁柏炒茅根共啜酒煎嘗

自汗盜汗咒

自汗只為陽虛弱，若是陰虛盜汗作，陽虛黃芪白朮湯，除虛六黃為要藥。氣血兩虛常出汗，黃芪浮麥湯宜索。

自汗須用黃綿炙芪，白朮茯參与桂枝，壯蠣人參浮小麥，甘草麻黃根相宜。

盗汗須用六黄湯自古傳流最聖方黄芪浮麦芩
連柏更有當歸生熟黄
黄芪浮麦麻黄根五味门麦白茯參歸芎地黄知
牡蛎白术同煎汗自寧

三消門

上消心火爍肺金二便如常飲不停中消胃火能消食

小便赤少數頻頻不消相火熬腎水便若脂膏常濁淋治

宜補水津滋生除煩降火覓根因麦冬飲子宜煎服

依方調治自安寧

麦冬飲子治消渴人參甘草茯苓麦知母五味天

花粉干葛地黄淡竹苗

上消白虎加人參中消三黄承氣湯下消滋

陰虚降火六味地黄丸最靈又方

用苦楝根新白皮切焙入射射香少許水煎空心飲下

雖困頓待下血而止消渴

厥症 里

厥症原因氣血逆又並外感成厥疾陽厥身熱脉洪數

陰厥身冷脉微細浮是虚風滑是痰右弱氣虚左屬

四物四君氣血分，痰用星附姜竹瀝，陰厥四逆並理中，陽厥須憑承氣力，風用麻黄桂枝湯，另有忿怒調氣急。

四物湯　四君子湯　四逆湯　理中湯

大承氣湯　麻黄桂枝湯　以上六方俱見前

星附湯　見中風條　調氣散　見氣病條

痿症　四十弌

痿症手足多軟弱原因肺金被火爍肝木無畏脾乃傷脾

土受傷諸痿作此屬濕熱痰氣血不与治風同橐籥濕熱

須尋健步丸濕痰二陳竹瀝確氣虛四君芪柏蒼四物補陰

腎血弱更有湯名大防風氣血兩虛爲妙訣

健步丸中藥味名蒼朮黄柏与黄芩防風防已川

牛膝肉桂川烏滑石叔羌活獨活天花粉苦参

酒拌甘棠脾酒糊為丸清早服愈風湯送効如神

大防風湯有羌活防風防己幾味藥白朮人參甘艸

芪熟地川芎歸白芍附子杜仲川牛膝姜棗同煎

醫瘦弱更治癘風雀膝風隨手收功真快活

痓症　罡

痓痙原是太陽口噤頭搖身反張此因虛極生風起

有汗為柔無汗剛，二痉皆宜小续命，來用桂枝剛麻黄，或用古方如聖飲。泄瀉須加附子姜，口噤咬牙大便结，投劑遂須用大黄，更取姜汁並竹瀝，臨時加入服之良。

小續命湯 見中風條 桂枝湯 麻黄湯 俱見病條 如聖飲

又方要訣

更有肚熱及譫語足手厥冷瀉痢溏此是剛柔未分

候辨候須分作主張有汗葛根湯桂枝無汗葛

根湯麻黄服後試熱分輕重用意參詳細酌量熱

輕須用小柴胡熱重大柴胡大黄見症如斯宜

速治稍緩遲延定有傷

葛根湯内麻黄裏二味加入桂枝湯桂枝白芍炙草姜棗此桂枝湯也

輕可去實因無汗（中風表實故汗不出十劑曰輕可去實麻黄葛根之屬是也）有汗加

葛無麻黄（名桂枝加葛根湯仲景治大陽有汗惡風）

小柴胡湯和解供半夏人參甘草從更用黄

芩加姜棗之少陽百病此為宗

大柴胡湯用大黄枳實芩夏白芍將煎加姜

棗表並裏妙法内攻並外攘

虛怯四十四

虛怯之症要叅詳原因內損與勞傷發熱吐痰並欬嗽遺精盜汗火為殃治法清心休妄想滋陰降火最為良變候多端不易治投劑隨機要酌量脉来细數難调理形枯肉脫定知亾

滋陰降火是良方歸芍白芨二地黄天麦门冬

柏知母丹皮地骨共煎嘗 凡失血者則以芎不宜用以其升提故也故杁白芨易下血則以川芎又宜用

黄芪鱉甲治虛勞盜汗心煩肌肉消面赤吐痰時有血口乾日晡熱來潮

天冬半 鱉甲五分 黄芪半 知母一錢 地骨一錢 桑皮一錢 紫菀一錢 熟歸一錢

芎一錢 柴五分 參五分 生熟地一錢 人參一錢 半夏一錢 桔一錢 秦艽一五 加姜煎

鱉甲秦艽治骨蒸面赤唇紅潮熱侵盜汗

過多肌肉瘦精神倦怠不能行柴胡[銀者可]地骨[可]

當歸[主]片鱉甲[可]秦艽[米]知母[米]匀更有烏梅着个

來來蒿加入二三根

勞熱骨蒸柴胡黃連前胡銀胡各一錢猪髓

一條膽一个韭菜白根取五錢童便并泉水半碗烏

梅兩个共熬煎依方連服二三劑骨蒸除熱退自安然

頭痛門

頭痛多因風熱痰，左右須分氣血觀，暴感風邪頭痛者，羌活防風飲速餐。痰厥頭痛痛如裂，破頭旋眼黑吐稠痰，四肢厥逆渾身重，半夏天麻湯即安。若是氣血兩虛者，補中益氣自然寬。

羌活湯內有防風，川芎白芷細辛同，柴胡半夏

黄芩併暴感風寒大有功

半夏天麻湯茯苓神麯麥芽蒼澤陳參芪

蒼白干姜柏痰厥頭痛致如神

氣血兩虛頭痛候補中益氣甘堪誇更有川芎

蔓荆子細辛藁本一齊加痰厥頭旋加半夏風虛

眼黑入天麻更添酒炒芩黄柏一樣方兼服効無差

風痰眩暈用天麻半夏南星可並加全蝎姜蚕
白附子甘菊川芎旋覆花
風熱頭痛用防風羌活白芷川芎荊芥麻
芳蔓荊子天麻甘草細辛同
川烏白芷川芎天麻甘草細辛同研末
三錢调酒服能醫頭上八般風

眼症 四六

眼目之症有三般，風熱血少及勞神，暴赤腫痛多隱澀，驅風散熱自然平。昏暗黑花瞳散大，養血安神必獲寧。陰氣不足多近視，陽氣不足遠視名。從容四物湯加減，推雲見日及還睛。

須識驅風散熱湯，眼目紅腫痛難當，羌活柴參

芎白芷荆芥黄芩硝大黄

又有芩連四物湯虛火上升痛甚當四物山梔荆芥

聰黄芩甘草木通防

安神養血治虛方山藥山萸二地黄枸杞人參歸

五味茯苓龜板菊花蓯

耳聾罕七

耳聾痰火与氣闭脉来滑濇如端的洪而實者热居多浮而看實者從風治驅風散热是良方導氣消痰為妙劑大病之後虧損陰四物加减無他謀

耳病痰结腎虛鳴歸芎殭蠶熟地珍黄柏菖蒲知母志痰孫半夏热孫苓

口症 畧

口中之病有数般心热口苦脾热甘肾热咸兮胃热淡肺
热辛兮肝热酸或病口疮唇破裂升麻甘桔任君尝更
有沉香甘露饮牙疼糟鼻用之良
风热上冲口舌疮治用升麻甘桔汤赤芍黄芩牛
蒡子玄参荆芥木通防风煎含漱频频嚥口唇
瘡腫自然康漱口沉香白芷芎细辛荆芥与

防風川椒羌活甘松等自煎漱口有神功

甘露飲治牙腥臭生熟地黄天麦冬黄芩石斛

枇杷葉枳壳茵陳甘草同

附方 铜绿煅五 黄柏末五 人中白五 青黛五

硼砂 以上五味共研為末或搽或吹

牙疼 四丸

齒屬陽明不必談或腫或痛或出血或有涅是或

有風或是寒等或是熱或時痛入頭腦中及或之痛連頭項

髮鬢宜疎風清胃飲黄連官桂引寒熱

疎風清胃荆防白芷辛芎生地黄升麻甘

桔柴胡等石羔草豆蔻及麻黄玉桂黄連及

官桂頭引寒熱用之良

咽喉等

咽喉腫痛多風熱，升麻甘桔湯一帖。兼送乾燥属陰虚，
喉痹雙蛾須分別，金鎖匙藥治双蛾，喉痹降火為
第一。喉中有瘡兼吐之，醋橋射干為妙訣。咽喉啞噎
不能聲，甘桔防風湯甚捷。
咽喉升麻甘桔湯，兼迺乾燥用何方？此属陰虚並
四物，更加知柏与荊防。

喉腮腫痛豆並風甘桔生地元参攻赤芍黄芩牛蒡子荆芥升麻与木通

咽喉啞嘖用何通甘桔元参生地同五味烏梅知貝必當歸薄荷麦门冬

治喉痺單方

用紅石门射干煎湯常吞含之久則常涎吐出又喉痺破者用哺過出小鷄之殼燒研為末吹之即愈

心痛主

心痛食積痰氣滯，死血与虫寒热致，惟有蟠葱草烏湯，痰
氣食積俱堪治，桃仁承氣血能消，附子理中寒可滅，虫
痛乾漆煅去烟，醋糊為丸無異議。
蟠葱散内用梹榔，蒼朮青陳廣木香，砂仁半夏
玄胡索，三稜莪朮桂干姜。
草烏湯中厚朴蒼，烏藥青皮廣木香，梹

柳朴菓玄胡索官桂砂仁半夏姜

加味桃仁承氣湯瘀血積滞用之良只壳桃仁甘草桂

當歸酋入朴硝黄

瘀血積滞痛難當歸芍丹皮廣木香红花蘓木

桃仁桂玄胡只壳錦纹黄

血攻心腹痛非常烏梅乾漆炒干姜川椒

香附玄胡索只壳梹榔廣木香

肺癰 五十弍

肺癰肺痿病原因喘欬微微病在心咯唾痰涎膿血臭
往來寒熱汗漓淋茯苓桔梗白芨用熱除咳止嗽安寧
日久吐膿痰丸米飲醫家不必苦勞神
茯苓湯醫肺痿靈柴胡白芨甘芍芩薄荷

桔梗天花粉五味门冬薏苡仁更有阿膠知貝母用

水煎嘗効有神

桔梗湯專治肺癰歸芪苡壳杏仁同蔞仁桑

皮甘草節百合防己貝母攻若逢大小便閉澁

加入大黄與木通

平肺散醫痰喘嗽口燥咽乾寒熱頻五味烏

梅姜瓜杏橘紫菀白芨合欢並桔梗葶苈知貝

米粟殼阿膠並服寧

腹痛 五十三

腹痛之病甚多名火痛原来有恶心無休無歇因寒冷

時作時止並相侵手難近膚為實痛揉之不痛是虛情

瘀血作動脹無痛食積大便後和平絞腸痧痛人

中黑小便不利濕痰滯治法實須用承氣虛冷理中

湯覓尋瘀血桃仁承氣用食積香砂入胃平開

鬱散火清痰喘絞腸鹽水吐之寧

承氣湯見火症條 理中湯見中暑條 香砂平胃見食傷條

桃仁承氣湯 芒硝 桂枝 甘草 各等 大黃另 桃仁平枝

脇痛 五十四

脇痛原因肝氣閉，左疼右血多澀滯，弦數須從忿怒
來，沉數多因憂鬱致，弦緊痰須分左右，炁破血行疼並
理氣，果然瘀血積於肝，左脇宜痛不移易，歸芎朮
陳香附柴，紅花蘇木桃仁治，五靈蒲黃等分名為失
笑，古稱異，多因跌撲及打傷，只恐大黃須急備，
行疼加味二陳湯，當醫右脇痛難當，茯苓

半夏南星艸香附陳皮白朮蒼 右脇

理氣散治腹脇痛半夏只殼朴青陳香附檳榔

蘗艸蔻三稜莪朮縮砂仁 左右俱可用

何用柴胡瀉肝湯左脇痛因惱怒傷柴連梔子

芎甘艸龍膽青皮白芍當 左脇

腰痛 至

腰痛脉弦左尺间。浮是虚沉紧寒實。主闪挫濡因湿侵。
濇由血瘀滑因痰。若是腎虚常作痛。湿風陰雨
不能安。瘀血日輕夜重。闪挫屈伸痛難當。
腎虚腰痛有奇方。當歸杜仲小茴香。知母
黄柏破故紙枸杞黄芪宜桂。寒湿加蒼术痰半夏
有風必定用秦艽。桃仁红花消瘀血。酒煎丸服自然良。

疝氣

五十六

疝氣原有七般看氣血筋脉水木寒腎子牽連小腹痛兮

論根源又屬肝脉來浮緊風所致沉而緊者冷相干

能依治疝方加減何愁腎氣不平安

治疝杜仲小茴香川楝吳萸黄柏蒼姜桂青

皮香附子荔子橘核炒焦黄腰痛須加補骨

脂下墜升麻提起，良姜痛可入人參補黃耆柏

仁治損傷

疝氣疼痛用苦楝杜仲蒼朮荊三稜香附小茴

川楝子吳萸官桂縮砂仁荔橘二核炒黃色

入酒煎嘗痛即寧

腳氣 五十七

脚氣腫痛多麻痺風濕寒热虚所致爲病頭痛遍身
热或並嘔惡大便閉脉若弦浮起於風濕而緩者濕氣
滯洪而数者热中來遲而緊者從寒治若見微细虚
無疑三因加減方爲最
三因加減治脚氣防風羌活麻黄桂牛膝木瓜
漢防己歸芎蒼朮苡仁配热除肉桂換黄柏寒

換附子干姜美元氣盡者用人参姜葱煎者方宜此
經曰四肢不举皆属于脾則理脾為主或痰濕之症痰
流於手々不能動流于足々不能举則不宜用牛膝當用
升麻以升散之經所謂下者举之之義也

抄方

凡中風中暑中氣中毒中惡霍乱一切速暴之症生姜自然汁加童便調服立可解救

蠱毒（一本作妖微 以魚肉害人）在上則服升麻吐之在腹則服鬱金下之或合升麻鬱金服之不吐則下宋李巽巖侍郎嘗為雷州推官鞫獄得此方活人甚多見范石湖集升菴外集之病痔者用苦蕒（菜）或鮮者或乾者煮湯以熏

爛為度和湯置器中間一板其上坐以薰之俟候湯可下手掩苦蕎頻頻洗湯冷即止日洗數次

凡人溺死者以鴨血灌之可活升菴外集

暴病心腹痛腹滿不得吐而死名病乃乾霍亂可治而莫知其藥故誤死耳但以蜘蛛生斷去腳吞之則愈也客中聞集

生兒墮地不啼擊水瓢逼猫命叫即啼兒語遲

取鵝所踏枝鞭兒即語中通曰俗称不啼兒爲悶

寐生常人呼其父名父應兒即啼物理小識

塗上粉被黑或硫烟熏以不灰湯蘸洗二三次則色復

舊用江左言用枇杷核洗塗上山礬錘浸滾水冷定洗

之則礬氣垢污盡去兒用忽可又須急以滾水淋

去枇杷皂角之餘氣　仝上

病鼻赤者乃陽明經胃火上炎一方只食鹽一味研細每晨起撮少許擦齒噙水蕩漱旋吐掌中掬以洗面行之月餘而鼻色復舊且有益於齒　鮮談

口瘡無問新舊遇夜臥將自己兩睾丸以手攤緊左右交手揉三五十遍每夜睡覺輒行之愈于服藥　仝上

花書之家書冊或爲雨漏及途路水潦所漬者皆可大甑中蒸一而曝之至一二番乃以物鎮壓平處逮乾色雖微漬而畧無損壞　王氏談錄

凡風狗毒蛇咬傷者只以人糞塗傷處新糞尤佳諸藥不及此　楮記室

年二嫂穿一井飲之可得無恙此仙人藴耽之

言槩漢礼義志云夏至日濬井改水冬至日鑽燧改火可去瘟病則躭之言非妄徵讀儲

小兒急慢驚風痰涎壅盛塞於咽喉其響如潮名曰潮涎但用金星礞石火煅過研細末入生薑荷汁内少加蜂蜜調和温水服之良久其药自裏痰從大便出屢試得効治慢驚症少

加惠州白丸數粒更妙

全上

新安孤本醫籍叢刊·第一輯

婺源余先生醫案

提要　黄輝

内容提要

《婺源余先生醫案》一卷，清代新安醫家余國珮著，録醫案七十四則，多從『潤燥』論治，辨析燥邪尤有創見，此係其獨特價值之所在。

一、作者與成書經過

余國珮，字振行，號春山，人稱『婺源余先生』，具體生卒年不詳，清代嘉慶、咸豐年間（一七九六—一八六一）婺源縣沱川篁村人，國學生。光緒八年（一八八二）《婺源縣志》卷三十五載其『性沉静，接人以温恭。中年弃儒就醫，悟《參同契》而得岐黄三昧，名噪一時，貧者不計酬值。自製余氏普濟丸、辟痧丹、倉公散，迭年需數百金，事載《蘭茗外史》。甲辰長子陞舉武孝廉，次子鑑己未領解，戊辰成進士，旋授編修，人以爲好善之報』。其著有《痘疹辨證》二卷［清道光三十年庚戌（一八五〇）金陵文英堂刻本］，《婺源余先生醫案》《醫理》各一卷（均爲手抄本）；《婺源縣志》又載其著有《金石醫原》四卷，《吴余合參》四卷，《醫案類編》四卷，《燥濕論》一卷，均未見。

余國珮出身於三世醫家，醫術得益於家傳。據《醫理》宣統二年（一九一〇）蔣希原精抄本余氏本人自序，余氏祖父余紫峰、叔祖余保年、父親余欽承均以醫濟世。余保年曾得隱士真傳，參透《周易參同契》之理，深諳道家『性理』之學，余紫峰遂命余欽承拜其爲師，後余欽承得余保年真傳。《周易參同契》爲東漢魏伯陽著，融周易、黄老、丹火之功於一體，以『易』之陰陽變化闡述煉丹、内養之道，論述人與天地宇宙同體同功而异用的法則。後余保年得病，令余欽承爲其診脉。余欽承因診見預示病危的『真藏』之象，驚出一身冷汗，余保年却笑道：『吾已自知，姑試爾指下何如耳。既知真藏可矣，吾道得傳，吾復何憂？』遂安然仙逝。余欽承先天稟賦不足，自幼體弱多病，拜師後兼守性命内養功夫，精神日增，壽逾古稀，無病而終。其遵守師父遺志，以醫濟世，無不輒效。余國珮青年時擅詩文，後專攻易理，受家庭的熏陶及叔祖余保年的影響，加之父親的耳提面命、親傳親授，而由易入醫。其寓居江蘇泰縣姜埝，主要懸壺於泰興、泰州、揚州、南京一帶。

蘇南一帶濕邪爲病盛廣，其時『燥火之病』流行，未末申初（一八四七年底至一八四八年初）『燥金極旺』，激發了余國珮對燥濕二氣病因病機和辨證地位的理性思考。他以家傳的内傷從性命源頭立論爲基礎，以禾苗易受旱澇影響、草木有汁則長青爲喻，提出了與衆不同的『外感獨以燥濕爲綱』說；診脉以剛柔辨其燥濕，用藥辨體質之燥濕，治病重養陰潤燥；强調『伏邪寧多用救陰』，并從外感推及内傷，治内傷持『欲作長明燈，須識添油法』之論。其立論立方無不有异於古法，發前人所未發。

二、版本介紹

《婺源余先生醫案》成書於咸豐元年（一八五一），存劉祉純抄本，小行楷書寫，安徽中醫藥大學圖書館藏，未見有刻本。今有一九九五年四月安徽科學技術出版社『新安醫籍叢刊』點校本、二〇〇五年十月中醫古籍出版社『中醫古籍孤本大全』劉祉純抄本影印本、二〇一五年五月學苑出版社『中醫藥古籍珍善本點校叢書』點校本。

三、基本内容與構成

本書共一卷，由余國珮自序、劉祉純小引『余氏醫案録存』、醫案三部分組成。其醫案部分編寫體例與一般醫案著作不同，直接分證排列；每證載案多數爲一則，間有二三則；每案有論有方。共計有燥症、燥邪頸腫、霍亂轉痢、霍亂轉筋、霍亂食滯、霍亂多濕、暑邪霍亂、暑熱痙厥、暑熱痧症、暑邪成瘧、病暑誤治墮胎、暑濕化燥下痢損胎、伏暑（婦人）、伏暑（小兒）、暑熱化燥衄血、傷暑吐瀉、噤口痢、痢有寒熱、痢症熱渴、初痢轉虚、久痢、痢後浮腫、胎前轉脬兼痢、産後痢、經前腹脹兼痢、痛經兼痢、痛痹兼痢、休息痢、三瘧、爛喉痧、頓嗽、痰喘結核、咳嗽音啞、秋燥喘咳、乾咳、吐血（二則）、絡阻失音、胸痹發痙、痿、痹痛（二則）、脅痛、肝燥氣逆、木鬱發熱、肝風痙厥、痙厥脘痛、脘痛、腹痛、停飲腹痛、腹痛吐酸、吐酸、反胃吞酸（二則）、噎格（三則）、單腹脹、腹膨臍突、腹腫、久瀉面浮、瘕瀉、疝瘕、脹痛經不調、月經腹痛、胎前腹痛（二則）、産後腹痛、産後肝風痙厥、腮腫齒痙、鼻淵、目赤口瘡、痘（二則）六十七證，收録醫案七十四則。

《婺源余先生醫案》認爲，萬病以『燥濕爲本』，故多從辨析燥濕論治諸病，對燥證病因病機及辨治、濕證論治、燥濕同病有系統論述。其於開篇燥證的病案中明確指出：『外感認得燥濕二氣，其或兼寒兼熱。治法：燥邪治以潤，濕邪治以燥，兼寒者温之，兼熱者清之，治外感之證已無餘意矣。』『此後各案，仍依俗稱名目，以使人知，其實總不外燥濕二氣爲病，不過化寒、化熱之别盡矣。内傷亦不外陰虚成内燥，氣虚成内濕之理。』該書由此及彼，將燥濕辨治推及内外各科病證。由於時運燥火，其於燥濕兩綱之中又側重於燥，故論燥尤爲詳盡，辨析頗有創見。其認爲：他邪亦多可漸轉成燥；燥尚有諸多變證，如其案中有言『凡痛極不可按者，皆屬燥病，前人所未發明』，燥邪頸腫、霍亂轉筋、暑熱痙厥、産後痢、爛喉痧、頓咳、音啞、痹痛、腹痛、腹腫等皆可從燥治。

全書從燥濕着眼，主以清潤燥濕爲治，發明方藥潤燥論，提出治燥以滑、治燥以膏、重用甘潤、常用血肉有情之品等具體方案。全書多用體軟滑潤、多汁多油之品，并以滋陰潤燥、淡滲利濕爲製方原則，在霍亂、霍亂轉痢、爛喉痧、霍亂轉筋、痘的治療中，創製了解燥湯、清金解燥湯、安本解燥湯、育陰保肺湯、甘雨湯、沛然復生湯等治燥系列名方。全書用藥不過百餘味，沙參出現頻率高達百分之八十六。有研究者基於頻數分析及聚類分析探討本書的處方用藥規律，發現用藥頻次較高的前五味藥分別是北沙參、梨肉、麥冬、薤白、知母；藥物在性味方面以甘寒、苦温藥爲主，在功效方面以補陰藥、清熱瀉火藥最爲常用；处方具有辛開苦降、燥濕相濟，剛柔并濟、潤燥相合，開闔相佐、陰陽相須的特點。

余國珮在其《醫理》《婺源余先生醫案》《痘疹辨證》等書中，明確提出了以燥濕統領病因、病機、診治和方藥的辨證新説。《婺源余先生醫案》與《醫理》相互爲證，全面系統地貫徹了這一思想，是余國珮一生臨床經驗與學術思想的結晶。他在該書自序中云：『予述家傳醫理，立論傳方，不無頗有异於古法，醫家病家從來未見未聞，誠慮漠視置之。故擇近年共見共聞、某姓某名鑿鑿可憑者，各存一二以爲式。而案中多燥證之條，此又是補前人未發之法，實非予之好奇。蓋實有此理而又實有其事，故不得已筆之於案，以贊將來高深之壹助云云。』

四、學術價值

燥與濕均屬六氣，然《素問・至真要大論》『病機十九條』却獨缺燥邪致病的條文；金代醫家劉河間《素問玄機原病式》增補了『諸澀枯涸，乾勁皴揭，皆屬於燥』一條，完善了《素問》對六氣病機的認識；明末清初醫家喻嘉言著《醫門法律・秋燥論》，徑改《素問》『秋傷於濕』爲『秋傷於燥』，并創清燥救肺湯；清代醫家黄元禦《四聖心源》方將燥濕之辨提高到綱領的地位。

余國珮汲取喻嘉言等前賢之精華，在臨床『已驗再驗』基礎上明確提出『燥濕爲綱』。《婺源余先生醫案》以津液盈虧爲着眼點，抓住水是生命之源這一要害，總以燥濕爲疾病辨證的綱領，突出燥濕在辨證中的重要價值。其立論傳方無不异於古法，獨具慧眼，獨具特色，獨樹一幟。其理論正如余國珮本人所説的那樣，確屬『醫家病家從來未見未聞』之説；可以説是繼葉桂衛氣營血辨證之後，新安醫學辨證發明中的又一創舉，也是對程鐘齡八綱辨證説的有益補充，今被尊爲『新安醫學十大學術思想』之一。現又有學者提出將燥濕充實於八綱辨證中，即以表裏、虚實、寒熱、燥濕爲八綱，陰陽爲兩紀，恢復八綱的雙層次結構，值得期待。

余國珮『燥濕爲綱』理論對後世影響很大，江蘇泰縣石壽棠所著《醫原》（一八六一）全盤吸收了余國珮的思想，推廣闡發『燥濕爲綱』説。因余氏諸書流傳不廣，以至一九八一年全國高等醫藥院校教材《中醫各家學説》誤以爲該説爲石壽棠所發明，然事實上余國珮諸書成書早於石壽棠《醫原》十多年，余國珮實爲『燥濕爲綱』理論的發明人。

《婺源余先生醫案》真實客觀地記録了余國珮臨床辨治疾病的過程和用藥特點，論案結合，夾叙夾議，立意新穎，特色鮮明；對病機辨析深入，遣方用藥獨特，深化了對燥濕二證的認識，形成了一定的臨床診療範式，爲後世治療燥證樹立了典範，至今仍具有很高的臨床價值。

安徽中醫藥大學　黄輝

自序

古人立醫案者，以詳證病用藥之變通。大抵病有初中末之不同，用藥者亦則宜隨時應變。或由濕化熱，熱極化燥，燥極又能化風，此合時之時邪最多，此從燥極生風而成大人之痙厥，即是小兒之驚風。此種證最多。又間有寒邪化熱，久病多偏虛，空而傷正，又化爲虛寒，此亦恒恒之。更有燥病傷陰之證，又能化濕，此所以痢疾瘧疾及濕溫蠍攝陰泄，切勿又作溫補。以前各症，種種變態無窮，惟時制宜，於斯人存乎而示變通之意乎。述家傳治理立論，使方不無頗異於古法醫家病

家從未所見未聞試思瞑視宜之故擇近年共見共聞其性茶名
醫之而源此久存一二以為式字案中多採治之法此乃是神奇
人未發之法實我之之精奇靈實皆此理而又實見其事似不自
已耳之檢集以備將來高深之一助云爾
咸豐元年歲三月姑蘇余國佩書於金陵僑舍之穫畔堂

余氏醫案錄存

是編婺源余氏著，編中敘論病之屬，條理頗足，深入淺其縱以方藥亦多至本草所未及，此夫精論制於臣君，猶比而以通治其病，要未能如是編之詳，長雖其千方一例，不足也。編諸外精通今之醫之意，自不免有過者，知矣，又可隨症治，亦作是觀。大醫故醫所不至，流弊叢生，者此讀書者，會其通，擇其所從，此代之而耳，抄錄刊此候筆。

燥症

周

冬季寒热身痛肌膚痛拘手不可近胸满气急咳引胸胁作痛口干不多饮、、水即吐频除不定脉滑数不和此係外燥為病肺气一经郁擾初被風水内外相閉清肃不能下降势必上逆而咳而喉引痛而痛皮毛是肺之合痛此痹痛凡痛拘不可按按此皆係燥症而人所未著治宜辛凉清潤

生石膏　杏仁　薤白　知母　蘆根

南沙参　细辛　姜皮　蒌子　桑皮

一服逆轻再进出汗不愈自早中午後常多此症人皆误认為湿附卯一证羌防蒼师往、口燥不能不犯此種燥症又极似

傷寒固是性寒非是表不發散然從其內是陽明燥熱最易於
傷一陰陰液之後汗納此即燥症似寒之象若燥症而起
實者如依生地麥冬歸芍之類之難製汁蔗漿肉湯鴨汁傷而
春用燥風言之以潤濟燥則汗陽却燥陰不化也外感謂之燥
濕之氣異於寒其實異也然後燥却治以潤濕却治以燥兼寒者
濕之異也比傷之治外感之氣已是陰虛矣古人所称濕掩濕
春瘟溫傷寒風濕濕溫暑風種之名目雖是燥人耳目皆由來
於燥本無漏未有昌陰火熱燥水漏濕之理遂入時症名色金
多錯路會醫家只以業無從指掌經讀陰理自知捨末求本

下焦濕矣此治名藥但依彼稱名目以使人知其實係而外燥濕之氣為病不已化寒化熱之別者矣内傷亦有外陰虛成内燥氣寒因内濕之理内熱之多妨而掃除雷實傳道從而外一陰一陽也

燥邪頸腫

金白 先因燥邪熱不能解前醫屢進清攻遂致頸腫常狂晝夜譫語不休診脈寔大面色枯黃陰虛燥火留維上進反溢不能停入心包以致神昏志荒塵不能降於上騰孔竅大劑救陰清燥

大熟地　北沙参　甘枸杞　当归　麦冬
苡仁　芦根　鳖甲　玉竹

一帖　此遭往泄后安痈头面肿，现外溃流脓数岁，初起因误食山查，湿积，山查能致使脉气也。今时届秋经之，因两前日之类投以固带症，滞壅忆外，甚燥不效，此因建中救偏之未识究乃致流毒多今也，仍用前法全瘳。今年失于调补，兼之饮食不节，腹腰并痛，小便浑浊有沫，脉洪微数，仍是中虚木乘土，今湿热乘虚，使寒宜用苍术佐苦辛，已致因思图病症为肾误进攻泻，益致肠大分少温，此余以进泰肝培土，佐苦辛宣湿清热

西黨參 茯苓 冬瓜子 鱉甲
製半夏 桂枝 川黄連 薑汁炒 蘆根
十餘劑，脘痛納食腹亦脹，而中滿症補中不能，又兼柔脾法極
有效，胸脘之悶頃除，而濕多熱少，如脫寄肝脾，情懷憂鬱，二便脾胃
而痛或當謂難，此本肺氣腸熱而結，有宜積滯食壅，古法未
詳。余往之用潤藥取效，此亦由傷熱病之治法，下熱多濕亡
者，不但外感因多，即內傷亦所不少，人所不覺，宜虛熱火為
病，氣室如實，濕為病，脈之次濟，熱多濕病古有濕脈之象，即濡
軟之象，以按濕流濕，因閉用蒼，因熱宜開，而蒼辛之味或

此證之所以陡發之類，但乃總屬血熱，以佐清降開中，參潤動清
數，亦宜標之，清開，抑宜兩開，和血減之，味佐甘潤之品，或清降
之法，或佐辛通潤和，並開深寡，非只徒燥溫之，病殺和開閣
道，庶無後患利矣。

程

霍亂轉痢

霍亂吐瀉頻渴，苦極脈數，右沉，今服辟疫丸三錢，現至未平
渴仍，仍隨即吐出。再令用北沙參、麥冬，渴服辟疫丸三錢，並留
吐止，從之紅白下痢，日夜數十次，暑熱似條侵，用清金解燥湯

法

北沙参　石膏　知母　桑皮　细辛

薤白　杏仁　桔梗　芦根

服一剂痛痢均减，再加麦冬、梨肉、玄参、细辛，服一剂痛痢并退，今

加石斛、桔梗、麦冬，再除石膏，加玉竹调理。今年后夏秋复痢，不

知始于病前，但须清燥保液，自可获效。故古谓夏月后秋底，

果以致秋后腹痛下痢，又引内经滞下之名，积滞必当攻下，以

通因通用为例，率用大黄，虽阳体强者旺，此例传治，尤其次偏，

人不堪闻，迁延未已，多转成痢，此识以今时医前此禀精治剥

痢即危著痢症多發於秋，此人從夏月蒸濕浮於外，肉從食
傷，氣鬱之極，有形不實，調攝如此。從此秋來易感，肺與大
腸相表裏，全因氣相求，故多達之經。肺主一身之氣，部位清肅失常，
則不能輸化膀胱，傳化糟粕，與大腸惟通，其津液直注大腸，則其
膀胱閉下，故小便痛痛，膀胱濟泌出少，正合氣機，從不利而直
達大腸，不又作脹滿難出，此氣閉極滯也。極宜陰分，則多血氣
分，則多宮劑一次，則瘥就一次，素瘥之業，速此劑，故土多危乃
再加業已不合，傷人尤速。業已著肺胃，液虧極熱，燥非中宮腸
胃脉極不能究，納養何由，時適急，法惟謀調合攝，亂投極柳之品、

青木香、山查苦味破氣消導，甚之大黄之速攻其積，熱強不寧
苦味屬火，多進火反中生，且苦以燥，燥直入於燥，於不守，虚肺氣
已為燥傷，再用破氣，豈非虚虚。即檳榔、木香苦味淡亦能燥液
果服藥生冷，食久致脾弱，稍有觸與之畫食，即作痛，如是之
不止。嘗至夏月之積痛不作痛，嘗至秋末再痛之理且痛甚之
始味腥，此是痰胃與腸之膏肺痛，味腥，燥火一動，則迫液下
行，通則邪出痛止。餘之積迫後痛，蓋食與胃氣燥密津液微
四五後邪未祛，合而藥不至，今之安治，間有不死，亦因
體強合時，亦是自愈，不須藥之致也。虛燥液殘忘，非清燥救

液虧舉動必深潤潤滑之物皆能熄內陽厚味助液填虛最
妙且取其潤滑流利所以通因通用和之而正隨後安補今右
之未肯從揆之嗽不死而痼疾識者當理飲食則精液不枯且
以厚味風潤熄肝和之去正復故風能為患自然清金解熄陽化
用滑利之品熄風清則治之以潤佐以微苦以理膽從辛以開其
結潤胃為熄多從辛以潤之所以斷此泥也不應用切辛記合辛陳
清熄妙法甚難已識滑鮮熄而流和氣機最神唯在精擇宜
和氣應且以體潤而不助熄如梔柳汁亮木耳山查破柴之當
性如參者無芳根枚液清熄一二劑胸痞已鬆則書其不清

細辛附加補液育陰，以龜膠阿膠味鹹純和，其大補北方以潤
前方多用麥冬、鮮斛、梨汁、蔗漿、柿餅、白蜜潤燥滌痰，同稱妙劑。
昔賢熟地、肉蓯蓉、枸杞、柏子仁溫潤以和腑腸，善潤之劑。如胃
虛加山藥、扁豆、苡仁、穀芽之類，性味輕清之品，古人用治久痢
往往留邪為患，遷延成休息。莫如潤補足，邪去濁而不留餘害。
如痢疾澼少，而因金不生水，非膠艾湯不宜，以和血重補津液。
痛時得揉按之更痛，時人往往誤認積滯，不知腸燥拘急也。
柔為剛之象，其痛必攣縮，屢由津少，非枯燥拘攣而何。燥邪
然也。服石膏、細辛一二劑，即令洩進清燥，隱痛不止，益見腸燥

肉陽爲稱耕品枯槁之腸臟滋潤陽不化氣機以和且鈍開胃
進食余有頭悸悠痛而作未止且痛極診視見其胸跗浮腫知
其發展開胃陽益去白术加枸杞令其食肉陽固爲壽人恒據
途三日復診痛已減痛必食饌令多食肉湯是夜遂止鼎腸胃
液枯又非草木之力能回必須血肉之情方能有濟且胎產矣
爲小產色黑味鹹而濃搗之能帶液桂水樣挾痰原以此母綠
潤陽故乃之解枯進仲景豬膚湯即是此意附此以概其餘

霍亂轉筋

李北

霍亂轉筋，脈沉細伏，舌青，肢冷，指甲厥冷，有亡陰虛脫之勢，危篤之候，姑與救液。先服辟痧丸三錢，服藿香湯下，再用

北沙參　銀花　六一散　黄芩　知母

肥玉竹　麥冬　萎木通　細辛　蘆根

霍亂轉筋，俗稱吊腳痧，辛巳年大災，傷人無算，近來此病不脫人。見其厥冷痛攣吐瀉，脈沉或伏，皆認寒濕之象，援古法藿香正氣散不應，進理中四逆等法立危。此皆未究河間熱深厥亦深之理。體厥則冷，脈厥則伏，大都由於濕熱化燥化風，陰液不充之體，或年老勞碌之輩，感邪內陷，遏其津液，上吐下瀉，津液

況傷陽枯則縮而痛筋失液養故舒筋拘攣肌肉奪液故主時
目陷捫錯露黑陰奪於內則陽無所附遂致外脫而脉未實陽
根於陰陰之理陰涸陽離之意仍投霖雨正氣之滋無之不主時
若縱或用理中回陽暴氣不知微之陰不耐剛熱之品亦
助火耗液何能救既生陰滋以燎原之勢惟滑而清熱而已
偉素肺熱焚陰之象即余之肆病丸只以石膏清熱佐之參知
母梗液其餘辛香如蔻通流以宣內閉緣知不行過而以宣上
壅枯其意以潤液之耗極於仍當大潤枯陰保肺甘雨陽亦無
用此病不外金水兩收惟育陰留陽之意不疫救曾治同御洪

性〇身冷脉伏音哑形脱腹痛〇欲用前法吐以泻协也〇但腹痛脉厥

不回声音不出〇先需吐定次救胁胃大验〇肠胁牵急作痛〇即亡

阴化滞也〇仍用甘两法〇先去蒙鳖甲〇加以参鲜斛〇后复加用了〇

孟五六方方金氽令之霍乱症救症西第一良法也〇

附甘两汤方

生地 半 鹿胶 四分 条参 钱 鳖甲 三钱 麦冬 钱

知母 钱 枸杞 钱 玉竹 钱 梨汁 蔗浆

霍乱食滞

俞天育 因暑湿泄瀉未慎口腹飽食午飯輒腹痛嘔吐口渴較

以霍亂轉筋與清暑法

北沙參 絲皮 薏仁 杏子 細辛 知母

歸尾 半夏 荷葉 茅根 六一散

服藥以後瀉止如舊卸柳重再去歸尾半夏加石膏一兩川連

減後肢厥脉伏手足筋攣肝風竄脉小便全無脘先滯燥枯木

氣血耗散惟保肺存氣肝風已動難免用攻滌

北沙參 生石膏 鮮斛 薏仁 通草 蘆根

小生地 大麥冬 丹皮 芥子 蚌水 露水

脈弦濡，濕盛肝風亦定，小腹痞，右腹中宫食滞，當與建中湯意

脈悸心悸，類飲後，昇降回旋，浮滑上湧，間時吐逆，口乾，自說身痛

津液初回，機関未得，營衛解濕，未經月與兩活法

北沙參　云茯　半夏　神曲　防己　麦冬

蘇梗　木通（姜汁炒）　滑石　茯苓　葦根

脈兼弦静安，標濡直此，痞因之首痞，飢食太過之食滞中宫之累

阻遏升降之機，此濁不得解出，治宜兩和中焦，且建中安

胃。若理濕敵之破耗諸品，屬王道也，常人之飲食不隨脾

胃，錯以未嘗停滞，一定之宗，和外加直陽加纍，邪正相混，勢難安

損泄中焦痞悶少佐消導要訣此症未思納穀反思飲茶冒濕
有胸悶通補法調理全愈
北沙參　茯苓　扁豆皮　蔻殼　金斛
建曲　荷葉　查肉　蘆根

霍亂多濕

俞式症　是月夜半忽然腹痛吐瀉脈濇大口乾欲飲極渴舌白
罩著暑痞之濕阻用苦辛寒
南沙參　半夏　雲苓　廣皮　砂仁　建曲

姜皮　滑石　藿梗　通草　川連 姜汁拌炒

今時霍亂悉用正氣散此症多濕緣天令之氣有開闔不收春

挾飲故以濕治一路即愈倘或津液有虧不得滋潤生津者

液霍亂之症遂來柄多嘔不得法傷生最速大家留心謹記不

外緣濕土之氣之化治法或先或後隨時斟酌宜以意裁可也

暑邪霍亂

吴小兒霍亂吐瀉頻頻不已轉筋腹痛小兒治法大率一經見症

症云治當易於治法甚宜從

生地　北沙參　蘇子　麥冬　半夏　芦根

扁豆葉搗汁　知母　生石膏　細辛　通草　薤白

一劑吐止瀉減，仍腹痛，去通草、半夏，加薑汁炒川連，四劑遂愈，

厥回思穀矣。

暑熱痙厥

戴　小兒患病延經數十日，腹脹吐瀉不止，惟渴飲不休，誤經銷導耗

散胃液枯涸

北沙參　麥冬　鮮斛　扁豆皮

重伯　　毫枚　　蘆膝

膈以下止思穀氣以咒至上情之傷惟多痺出脹乾傷肝液故
一經究邪歲極豆劑陰液進之肝風蔓痿拙痙斜視語啞沉惡
自古治以驚風為名急慢之別為虛實兩大法不外消痰祛風
去滞為法慢者謂是以瀉之久病脾傷專用温燥補兩百之一生
惜乎千古罕見昔以喻嘉言方辨其孔幼之集成亦多撰斥驚
風之說二公識超已絕惜未深究液虛化燥從治以咒陰液未
充究多傷液外感究邪均能耗液故多痙厥惟大劑育陰為主
或稍之究邪痰涎乘虛從陰氣相累純亦從末治微佐消痰矣

可但肯散館導前湯，均皆無功，不可混投。此兒第三次前年患瘧，瓜摧搐，日夜數十次，一月餘矣。余先用育陰柔肝、益液進穀，再用益胃、益陽和人乳頻進，前後漸皆就痊。甘柔滋肝熄寒散，陰復，往以獲效。

暑熱痧症

曹婦 微寒壯熱，頭痛煩渴，手足均麻，延日益甚，堰多有麻證，鄉人呼此因是，舉家驚惶。診脈數而無力，舌胎黃燥，症由暑邪伏於營，慮不能透達，欲從營間為痧，甚者人事昏厥，口噤不語，此必

用林藥雖先生法刺十指兩脈，濟者仍出，宜直刺背後兩太陽
經絡，吹藥亦散，即雖再用春澤清暑法，此症未開，投不開利藥。

南沙參　石膏　小生地　麥冬　知母

細辛　木通姜汁炒　丹皮　蘆根　梨肉

一股麻症極微，自述心中悶極不塵也，大凡初起發之機關
閉塞，非刺法宜不能急救，即以宜洩倉公散辛香通竅提初。
丙子辛丑年多見此症，余每用此法治之，屢驗，筆誌於此備錄。
麻腳症發之吐瀉後，麻木畏縮，偏痛丸服之，亦能救急，古人稱
此病症名之，或稱乘屬穢氣為病，時謂穢氣也，即燥太陽經之

邪戾一時惡毒人感之極驟損人最速者以病名之非天地間
當有一種雜氣也古人之七十二種之名未能推原寒氣致使
後人雜以擇本草原疑病病則有一種要症或又作痧書惟其
此症較傷寒諸書只用雜氣之原也所載霍亂傷熱即地之濕
熱升升之又爲痧氣濕遏也間有暑熱外出閉塞之氣即是
痧氣與穢濁相混嶽內有毒蛇含桂花噴氣如桂人觸之皆死蛇
亦溫毒化痧之物須以凉之以清自合君膏和血毒氣之清牛
子姜皮蒜白之潤荊芥細辛雄黃之末並溫散俱治病妙藥余
爲補出病源之原以釋病患之疑云

暑邪成瘧

俞婦間日病瘧瘧去神昏譫妄喃喃不休脈象弦數營虛暑入心包清營養陰透邪

北沙參　生地　六一散　木通　姜汁炒芦根

天竺黃　白蔻　肥知母　半夏　梨汁

瘧症皆暑濕為病入於募原半表半裏非少陽病也今時用小柴胡湯此殊不效

病暑誤治墮胎

張南畊治主簿姚公之婿其夫人先是寒熱身疼頭痛煩躁口乾腹脹不食前醫云是冒暑用香薷飲兩劑不但諸恙不退繼之胎墮其後腹脹愈劇矣是夜定作痛脈暮無奈痛再投痛藥十餘粒遂致汗出如雨空下如崩因而昏脫之象數見時方深夜余適以涼病留汪大使署中張倩汪君婿陳子莊叩門告急因見識親殷之懇遂署旁耳門以達角署診脈如絲虛之一息兩已甚為可危既見之難色曰莫亦不可救藥矣余憶病之危篤

不待僕言，即此九死一生之際，勉力從亦甚棘手，此時陰液已
呈告脫之勢，而病邪亦尚未衰，腹脹如鼓，邪實正虛，攻補兩礙，
故曰不治。昨晚診之，方以盡人力。今日此時，此病情病狀似覺
宜攻補兩進，奏此一綫微陰，補之尚患不及，若稍佐銷脹清暑
危而有生者，倘丹溪法補實胃氣，然後去邪，決産以古效均風
補正為先，邪從末治，固同。

北沙參　大生地　當歸　棗仁

龜板　麥冬　蓮根

是方法以甘寒救液，兼化斂於上，龜板鎮於下，俾得以貴得甦醒

而汗皆止，惟寒熱頭疼腹脹煩渴諸症一一如操，以治暑
熱不因勝，延及夜半，情狀已此，症極易解，邪易退，前藥併無治
邪之品，何故纏綿之速，令人難解？理指迷津，余思暑邪兼燥，此
皆屬開機，昔日誤藥，人用生脈散之五味子酸斂之，即以
閉流開暑之要，燥此最忌，邪要溫此，用消暑丸之醋煮半夏
酸以斂其散，但多溫，又屬開機，用半夏之辛通，茯苓之淡滲，甘
以甘草和之，使歸於太和，名是其妙。古人用意甚深，奈時人不
能識會耳。見夏月皆極忌溫，不解燥溫之辛投多飲以
為道套之法，殊不知香薷夏月發汗之劑，厚朴辛溫甚能刺液

傷陰病豈亦非煉家所患者閨空虛液耗耗資又感熱和傷陰
囊液已虧胎元已損真陰宜艾飲飲煉劑且用厚朴一錢五分
之多而與病情相反兩投鼓液尚不墮胎亦陰傷空虛亦文虛
肝失榮養擎而脈再以益母破其空病葉辛熱耗陰散氣一
血兩敗胎能不危比鮮矣今以生地當歸填其血炒芍龜板益其
陰麥冬茯苓救其液續其急寒化香潤斂肝安神與蓮藕補其
中且本仁之張龜板之守胡桃之闔藥亦多生脈散之五味子言
固腎朱載之腎毒丙宜合一瓶也宜細微和自去故得病愈非
真之稱善焉

暑濕化燥下痢損胎

許婦 痢下赤白，腹痛不食，嘔吐昔極，脈伏數，是濕化燥。

生石膏　細辛　歸尾　秦皮　杏仁

北沙參　芥子　知母　薤白　黄柏

一服吐止食進，痢減，兩劑去細辛，加姜、木通，再兩劑，服並愈。先曾患濕病，腹痛嘔吐，黄厥之恙，經月不瘳，余用苦辛宣濕化痰即愈。但月事兩期未至，小腹有形，脈滑漫，舌胎黄厚，邊青色，有胎損未下之象。胎未多月，形小氣弱，下脘痛均微，余令其多

伏暑婦人

服養營煎胃脘否似下因畏藥中止今泄痢後小腹脹痛加甚
食入則吐味淡脈少浮數肝脾兩傷吐痢耗之開風抑木培土
以治格去濕存陰
西黨參　製半夏　茯苓　當歸　川連吴萸炒
陳皮　知母　金鈴子　葛根
三劑泄遂止食雖少腹仍脹再待經道痢下方冀就痊又二劑
積脘化成痢腐穢味極臭宜水虫下而痊

俞式莊予　閏六月初六日　患暑濕，一身盡痛，煩渴飲水，小腹作脹，脉象壯數，右手不和，沉之惜寒畏熱，極似陽為邪遏，冰寒也。先為清解。

生石膏　陳皮　防己　知母　南沙參　薤白
細辛　半夏　牛子　荷葉　蘆根

初七日　去牛子，加姜、木通。昨晚乾嘔更甚，古謂時時乾嘔，胸中有飲也。渴不能銷水，腸間瀝瀝，胃熱熱濕尤勝，再進苦辛佐淡滲。

北沙參　半夏　赤苓　滑石　猪苓

道炒 知母 川連姜汁炒 蘆根

初八日加橘紅麥冬四錢 初九日脈較寧靜日間煩熱不解夜甚

不設法達邪恐暑傷營陰

北沙參 小生地 麥冬 鱉甲 丹皮 杏子

扁豆皮 生石膏 蚌水 蘆根 梨汁

十一日往鼻內人胡品言糖活也於培本肝風遂動十五日

來羔自述想代下直上膈小便赤濇按其表則潮潮惡寒而熱常

於小腹作聲月經之停已三月如是若斷且聊已盤踞多日直

注下焦遂入營分極易昏厥昨日肝風痙厥而不勝和汲清補

兩投仿甘露飲法

鮮生地 鱉甲 猪苓 木通姜汁 归尾 滑石

知母 川柏姜汁 寒水石 蚌水 蘆根 荸汁

十六日自述服藥後熱即下降，少時濕熱脘間乾濇枯燥。今服泄瀉豆腐漿湯一碗，極覺潤澤適意，少頃吐出痰飲碗許，并見胃飲已久，因痰塞不能運佈，即多隆不化之意，吐後脘間之熱自下肚上達中，少腹拄，卻按之相火似沸，用增液佐滲濕法

北沙參 扁豆皮 穭豆皮 茯苓 麥冬 蘆根

生鱉甲 生蘆根 鮮斛 玉竹 稻穀 蚌水

十七日，有痰結降，熱勢頗減，再加龜板，降熱頗大，果否嘔吐亦止，可見陰虚陽浮已極，自汗口乾未止，多飲即渴，渴引汗蒸熱，素陰陰液未易歸復，而脉頗斂，不安氣者斷，四四象月事淋瀝，或行或止，雖脈未見形，恐陷不作費，始可置之，正氣方難未散，胚遂仍用前法。

北沙參　龜版膠　茯神　穀芽　知母　穭衣

扁豆皮　歸鬚　鮮斛　鱉甲　荷梗　蚌水

十八日，昨日午後吐去宿痰積飲數碗，夜來頗能安寐，今晨仍覺惕惕怯寒，身熱津津，又汗，脈細而數，舌苔前截微白，有裂痕

之勢濕病後多流宜分部

北沙參　赤苓　半夏　白术　桑葉

知母　金斛　茯神　蘆根　蓮心

十九日停藥以觀病之化機先轉氣寒四肢至二十日極熱汗

後遍體微汗胃脘痞多煩渴未止間進膏陰暑甚宜溫

北沙參　綠荳衣　滑石　元參　丹皮　芥子

川連姜炒　川貝　葦根　竹茹　料豆

二十一日之日以來畢症極解瘧家頭額自退心胃作楚不能

名狀神摸多恨涎液已傷務須西玉迷白仍間下空中陷之神

舌苔未易解，脉仍弦滑而数，兼脘痞不爽，伏邪尚深，难解之势，
非内托一法，邪不能尽达也。

大生地　北沙参　麦冬　鳖甲　阿胶（蛤粉炒）　川贝

丹皮　莲心　金斛　青蒿　芦根

二十二日，疹退，日晡未清，舌糙，脉仍弦数，疹伏邪纵但经行淋沥不爽，小
腹拘急作痛，此瘀积未尽，病不可不除，邪与宣清，当先为急用
生地炭、知母，并服青麟丸三钱，下黑宿垢颇多，小腹遂
畅，然余病犹藉此下解，仍以清元佐之。

鲜生地　北沙参　麦冬　丹皮　莲心　丹皮

木通　姜汁炒滑石　鱉甲　青蒿　芦根　梨汁

二十三日昨暮去定之後腹汗多汗出舍若失神志不正之亂

兩服湯加生姜大棗服之適逆然而氣粗咽神猶未能全玄乘

陰之陽而為此戰汗手足厥腹痛下滯有疼未遂神識未清之

象，進前通之

北沙參　生石膏　知母　生牛子　防己　麦冬

茯神　川連姜汁炒　金斛　蔞桑　芦汁　芦根

二十四日昨日津津有汗夜間熱減今晨汗收熱退自述胸腹

氣通小便不爽脈仍細數而滑胃痞疹出而未透

北沙參　玉竹　扁豆皮　麥冬　薤白　知母

鱉甲　茯神　半夏　香瓜子　蘆根（去節）　梨汁

二十五日胸腹熱象清，口氣不甘，心若空，氣空乏，而陰傷液耗

也，因擬法間進

生地　熟地　天冬　麥冬　炙鱉甲　茯神

當歸　鮮斛　穀芽　阿膠　梨汁　蔗漿

二十六日昨日服補擬成主痰宜甚多身熱益減但肢冷怯寒

心中熱痛作嗽和之正虛頗虹間進歸脾使其氣行之宜引之

歸經

高麗參 熟地 冬术 棗仁 茯神 當歸

遠志 綿芪 龜膠 桂元 姜 棗

二十七日脈暮寒熱暮汗解後減和胃仍用清解營陰固托

爲治法當以和不宜峻攻

北沙參 生地 鮮斛 麥冬 青皮 知母

茯苓 橘紅 杏子 蚌水 茅根 梨汁

二十八日接脈來陰寒已兩日不甚陰虛而多濕邪次次加姜

半通陽祛微邪以蘆根汁易梨汁蘆根頗能清肝利濕而止瘧

色紫象肝生水中故能去濕

二十九日潮熱之已徹，自述心食似空，脈之細為未靜，以補
托為君，和陰為佐
北沙參　大生地　石決明　麥冬　茯神　穀芽
木通炒米汁　綠豆皮　阿膠蛤粉炒　梨汁　蘆根　蚌水
三十日熱已解，心虛氣短，悶除虛痛
北沙參　大生地　珠麥冬　鬱金　茯神　當歸
扁豆皮　石斛　龜膠　半夏　蘆根　梨汁
初二日仍甚，初三日忽然前顧，惡寒不爽，色淡氣悶，營虛餘
溫下病根之虛補為要

北沙参 珠麦冬 玉竹 鲜斛 鳖甲 豆卷
扁豆皮 阿胶 通草 芦根 蚌水

初四日 昨日以来脉颇浮圆，数象已退，语言仍时清时冒者，阳上蒙清窍，至卯酉攻小腹作痛，仍由肝气不畅，气恼使然，此皆由情志作病，非实邪也，仍用清补。

北沙参 大生地 珠麦冬 鲜斛 贝母 鳖甲
归尾 谷芽 远志 蕤仁 鹿胶 梨汁
蚌水 芦根

久卧床褥，腿脚作红，破流生脓，此由气血壅滞，必有湿热酿成用海浮散加石膏龟板末掺之，即含乳没，辛润流通，止痛生肌。石膏龟板清热渗湿，前用海浮散不应，加石膏龟板即敛，海浮散不能渗湿也。

初七日　自初四初五六日均有汗身凉，初六夜渴微热，然自已不觉，神志清爽，闻时喉痛，一咳即止，喉间有痰黏沸，卸去除，伤又将化脓矣，且与去腐注

北沙参　玉竹　生地　天冬　麦冬　杏仁

阿胶　川贝　薏仁　苏子　龟胶　桑叶

黑芝麻　梨汁

兩日以來飲食大增，口清喉乾俱減，不能止，惟宜再清補

生地　北沙參　女貞子　麥冬　扁豆皮　當歸

鱉甲　阿膠　蘇子　鮮荷葉　梨汁

十一日　昨日以來，脈靜身涼，唇色和，亦大好，全飲米胃喜啖

北沙參　玉竹　鮮斛　麥冬　鱉甲　懷藥

穀芽　扁豆皮　蘇子　蘆根　梨汁　蔗漿

再擬丸方調理

大棗核 四兩 生熟各半 炒作末炒　懷藥 乳蒸 三兩　蘇子 生研 半　鱉甲 炙 一兩　蘆根 汁

棗肉 蒸 斤　北沙參 炒 一兩　麥冬 米炒 三兩　茯苓 一兩　阿膠 化 一兩

再加入洋参六分　葉煉搗膏和棗為丸　清晨開水下　年伏暑之症
往往延至數日可愈　若病設是醫家病家不知邪深難却之理
中途更治　遂出不救　以恒多此症　是邪多濕　初時之治　必用苦
辛淡滲　況為當飲　治濕何辭　然多為進燥滲之劑　未嘗情理　但
又得耗液熟養陰之品　稍誤發譫　即起肝風　病患來也　故治伏
邪宜多用救陰少參　却邪庶無滯症之累　從濕邪深陷陰回　点
然後去邪　即以中途飲泄湯恒麥痰飲　血氣回　邪自退　理勢使然
從來營氣却濕　古方恒輕宿陰也　飲則少清　清此症伏邪庶不
甚厲　何也　自有病以來　未嘗絕穀　夜靜安寐　極渴不甚　不易清

解此義冬蓋病月閱歷學時令人攻補兩難設見邪未下注
若行導滯慮其伏邪乘虛下陷況其肝風若動內痙已顯大虛
必難任攻削而進培元上直正氣稍復邪難久踞勢必直趨
下焦混入空竅故其為患必自下部上升心腹拘拘而無激者
行經下走之勢故又不得不趁將驗逐況經春氣尚且正氣不
支體泛生浮心也脱脱之虞但整生兩得理正兼用以救其虛
之次去空之多但降湯亦貴在進即暴崩宜補久病宜清也虛
而身體清補收功激隨全效消息乘除四字者當為之者隨時變
虎攻補因青梯變之技條濕之大要固通和中末之法法清弱用

若安

伏暑小記

俞

嵗々伏暑寒熱早作四肢不舒細料皆以瘧治急于致暑伏若之候邪留募原半表半裏之邪入少陰争則寒出而陽争則熱似之瘧而實非瘧汗必身外多非濡腸熱不清暑屬濕邪久而熏液傷濕深淺難解惟內挽一二佐芳辛甚物必須服方效仍不用飲食甘肥助其胃濁胃液一充濡陰而脾肉滑之和自然外達矣少佐疏達之藥自能全愈醫家病家每謂功緩若尋捷徑多方

營衛交衰虛甚敗象慎之慎之

北沙參　橘皇皮　玉竹　川連桂枝水炒　苡仁

鱉甲　麥冬　當歸　丹皮　葦根

外因挾肚肺素虧數日全愈酒醴之滑陰又感燥熱擾欬嗽頻

因清燥熱吐血頻不食狀若咳背多肖化燥燥之痛或津枯無汗舌

腑焦枯神昏譫語甚者口噤不言大便微溏日行數次瘦脈之

大危液枯燥極筋急也徒恃之劑不能勿令服肉湯豬肚肺湯

鴨湯佐食類濃汁頻頻飲之甚至每用蚌水梨汁蔗漿間進自

然獲潤他汗生津養陰不食燥甚傷液之極非草木可以有功

必用血肉有情甘肥者濟之品方有所濟不可拘泥外邪未清

忌用葷腥即所謂資寇齎盜也

暑熱化燥衄血

劉

暑熱化燥肝胃誤進香散五劑遂致鼻衄不止繼以痙厥（作）手

戰唇鼓由於亡陰內風竊動脈動細身瘦難於轉側周身而熱（脈）

皆屬亡陰則陽不化而與逢機關鈍失極危之場惟用玉女煎

鮮生地易熟地

鮮生地　北沙參　石膏　知母　麥冬　歸尾

桑葉　鱉甲　鮮斛　蚌水　梨汁　蘆根

此症風定數服滋藥方退又服豬肺湯脘痛即止而熱渴未清

渴兼甚痛脈轉弦大陰濕留於下部改用淡滲法濕已瘥熱渴

漸解而此症初時未嘗不因濕熱蘊蒸因誤進溫散以致傷

液化燥與空成損愈延愈引誤其少陰肝之液以空成塊出血

即結成塊色紫鮮紅但未審屬燥屬風四果子救之必謀同時

肯頓性小兒之逆症初起化燥與空成損伊之倍停謀進四果子

加健脾宜漫大劑無危余治用甘涼潤燥一服而解此又用燥

不教之訊微今此症雖未溫之非進溫補前之注劑已行燥解

下注之濕宜從源仍參春液底乃兩濟濕病濕病未據之症甚
宜徐之調攝方不致誤附方
北沙參　玉竹　麥冬　茯神　扁豆皮
金斛　豆卷　蘆根　蚌水　梨汁
無痛腳食如脹脈濇小便不利否痛如寒水在上一散乃痊實
水在脈濇下焦之濕熱用滑石以利竅故用前先求大勢不
錯再審其虛既行後先利成功之然後用處物送此併來復絕
不過化從而參之先後之別耳

傷暑吐瀉

朱 歲三十三 吐瀉腹痛，前醫誤認爲瘧，投蒼朮、藿香、半夏苦溫燥之劑，服之，令其發汗，少頃，竟口噤不語，人事昏沉，診脈皆伏，知其暑濕吐瀉傷陰，直陷陽絡，熱劫液枯成痙厥，故服參入清暑理濕。

北沙參　生石膏　知母　防己　薑皮　麥冬

通草　玉竹　梨汁　葦根

夜暑服後，四更遂能語言，口渴，服石膏水，次日脈較數，吐瀉未除，直加羚羊片、川黃連，不善宣其內閉，荷葉清暑，輕揚以暢

其脉沉濇均止脐傍痃数石已仍与湿热两流

北沙参　半夏　蒌皮　滑石　苦子　知母

通草　麦冬　芦根　芦汁

热解后进谷止夜间腰际欠宁腹中向来有块作楚劳则坠下

今因疲耗阴虚块复作痛向来肠胀已久坐堪前胸且以胀甚

却疲极促其危且怔忡阴间胀为要

北沙参　生地　麦冬　蒌皮　薤白　归尾

鳖甲　苦子　芦根　梨汁

服之痛止神安且去薤白加鲜斛调理

噤口痢

周　婦　痢兼嘔吐湯水不進脘痛甚急脉沈此由暑溼痰飲内遏不宣宜和外侵燥溼兩法

北沙參　半夏　姜汁　薤白　川連姜汁炒

麥冬　知母　滑石　蘆根

服後吐止惟時時陰水蓄飲上逆也痛移下墜痢如前裏急之喜

繼以苦辛少佐清燥邪方熾仍未解燥益進

北沙參　麥冬　澤瀉　薤白　猪苓

苓子　牡蠣　扁豆　木通　姜汁炒蘆根

一服汗出遂止，精神進，穀脉亦較緩，痞宜之，蓋濕比又而以

純用溫熱為例，苦辛熱所以寒濕退，仍以原法

痢有寒熱

某　脉遏微，寒熱腹痛，下痢，條邪外束，治以辛溫

生石膏　當歸　杏仁　南沙參　薤白　蘆根

瓜蔞皮　苓子　細辛　肥知母　荷葉

又加阿膠、猪膏兩進，辛溫後，條救液已得，痛緩痢止，脉轉伏細

陰液未振仍當清本虛之敗甚數純用風藥皆燥故不效

北沙參　生地　阿膠　扁豆　當歸

山藥　麥冬　龜板　豬膚　梨肉

錢

痢症熱渴

燥邪下痢之協熱下痢不開因肺氣先同不能佈津液故致舌絳燥渴脉洪細脉陰虧棘手之症急為救陰清燥

北沙參　薤白　知母　玉竹　桑皮　牛子

麥冬　杏子　紫菀　梨肉　蘆根

兩劑救液清熱已得甦清神清脈亦斂然痢未全止不思納
食胃液不充餘濕未息仍用前法攝養津液
北沙參　玉竹　龜板　雞卵　麥冬　石斛
桑葉　蓮子　茯神　梨肉　芦根

胡

初痢轉虛

始痢先痛後見血痢腸膺下墜液出後痛又覺空痛矣
脈來沉細少胃陰液大虧已正為急務通和而代柔法
北沙參　熟地　當歸　阿膠　龜板　雞卵

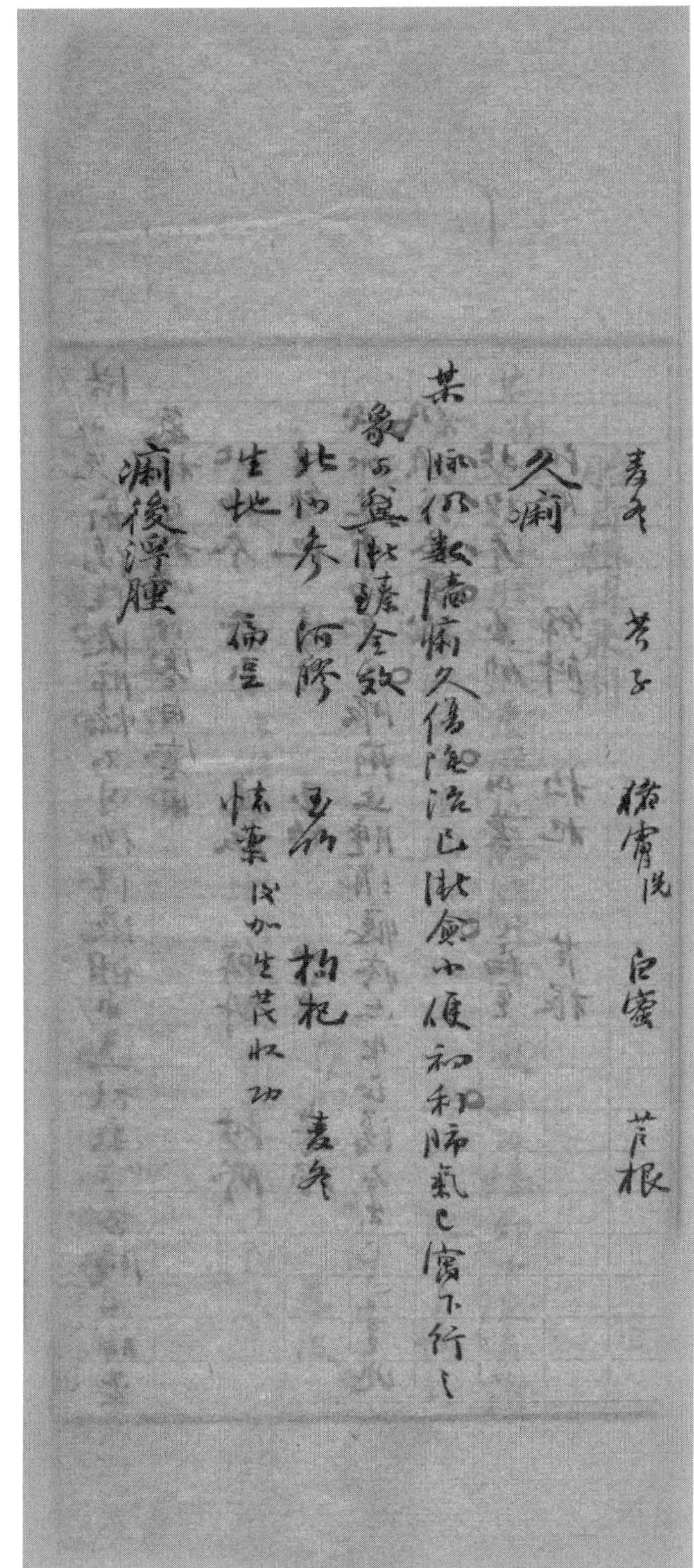

麥冬　杏子　橘膏洗　白蜜　芦根

久痢

某　脉仍數濇，痢久傷陰，陰液已涸，飲食不健，初和肺氣，已從下行，象可望，脉證全效。

北沙參　阿膠　玉竹　枸杞　麥冬

生地　扁豆　懷藥　後加生芪收功

痢後浮腫

浩小兒痢傷陰液，肺燥不司佈津液，调水道，下之氣化為腫，用補藥氣機自和，此即塞因塞用。

北沙參　前仁　龜板　鮮斛　阿膠

大熟地　麥冬　玉竹　山藥　蘆根

診加其术扁豆三服，痢止腫消，惟瘡疹未化，正須守之，已是全功。

仍須據本善後。

北沙參　玉竹　山藥　扁豆

阿膠　鮮斛　枸杞　蘆根

胎前轉瘧兼痢

某　姙娠轉瘧，是胎重壓迫脾脘，升降之氣痢為滯邪下迫，有降少升，亦傷脾胃。參脈前藥宜潤滑之品，當和暑滯之理，亦與滯邪不悖。

北沙参　薤白　當歸　阿膠（蛤粉炒）　知母　秦皮

桔梗　粉葛

苦桔梗、葛根性升散，治痢症不得下陷者。

產後痢

陰虧產後因之陰虛熱邪方熾不得不先解邪然必佐以扶正

北沙參　生石膏　小生地　細辛　阿膠　薤白

知母　桔梗　當歸　豬膚　白蜜　蘆根

古法產後忌用寒涼甚至白芍俱不可投故有保護之產婦

設藥寒害因產因之而不敢進寒涼惟用溫燥故多致變症有

病此又當隨時酌治無庸二脈痛減漸微脈數右軟弱少頭眩

發熱已退陰液未回純以育陰清燥為治矣

北沙參　玉竹　當歸　知母　薤白　梨肉

熟地　麥冬　龜板　阿膠（蒲黃炒）　豬膚　白蜜

經前腹脹兼痢

汪婦　經前腹脹而痛，頭眩肌黃，少食，足常發熱，脈濇而數，病由血虛肝燥，肝氣撐脹，再經行必至血入膀胱，經下行則痛加甚，更有濕熱鬱勢下陷，如是熱少寐，食須減，燥致痛，先解其邪。

北沙參　白芍　薑汁　細辛　薤白

知母　芥子　杏仁　冬瓜子　[illegible]

一服痛止，去白芍、細辛，再服，飲痛未除，加炮姜、鱉甲三錢。

五服痛不作，兩足仍熱，去杏仁，加茅根，熱退而加飲食矣，[illegible]。

陰涸陽浮

北沙參　鱉甲　龜板　眞珠　茯神　丹皮

歸尾　知母　蒼子　萸肉　茅根

又常胃胸滿脹迄便清〻病日進費濟丹丸數十粒岸糜粥水

懨熱服不食

痛經兼漏

程妃患痢吐瀉氣作且痛劇不食服辟瘟丸痛已緩再用清食解

格湯為旁人所授告用佐金丸檳榔木香汁同服痛痢更用純

下咽水浆亦不能下，咽痛极则厥，复延余诊，急令服前方并合
用汤，痛复作止，腹内肠枯极，其坚硬频进肉汤方得就食，其膂
全舒，饶二服後再进用育阴之外，沙参、玉竹、阿胶、龟胶、麦冬、生
地、猪膏、白蜜、芦根、梨汁、蔗浆之类，日间病痛俱止，夜来腹
痛而泻，其气骨有浊坠在腹左，角缓缓先后痛过，竟不敢余诊
其脉，知其营虚湿热为病，用膏子药服之获效，令之常服除
素积之湿热湿蒸，仍令服膏子药，遂得痛泻均止。
北沙参　桑枝　薤白　鳖甲胶　木通　桂枝
肥危　桃仁　赤苓　梨肉　芦根

煉蜜収膏。方亦是燥濕兩治之意。然年痛經之條極多，均不
出此法，翻類聚通。余前之燥濕論述及今時痛病多濕於燥，進
時醫仍依古法，混中川氣義圖止痛，故多不應。內經舉痛論中
惟小腸熱痛一條，餘皆屬寒。今時竟不然，醫之貴乎圓通，不可
執泥景岳之論，極是。

痛痹兼漏

胡太史得生号闓書，青年肝風無痹，不甚，暮夜必痛，推打不困倦極
處方悟低，寐於此時，歲在己丑春日。今冬增肝風發痙，口噤身殭，年余

其營衛多濕，濕生痰飲，內風鼓舞上達空竅，再加寒邪燥火外束，不能外泄，以致機關閉塞。先治寒邪，次食益散，少頃喉間痰涎自通，吐出數口，即能進湯水。后移出呻吟，隨服礞痰丸錢許，神即清爽。再服兩遍回食益散，礞痰丸治一切燥熱痰飲血瘀壅閉，最能通痹利竅，但不可多服久服之劑耳。次日再以清金肅痰以肅越內伏，又因痢症傷液，每痢一次，必瀉一次，一夜十餘次。載年脈虛沉，暴近來診視，脈細如絲，而右尤沉，惟存奄奄一息。大旨服膏即今意因陽越液病，人素又莫嘗知其腸胃枯甚，且食葷腥，必將如常要食甘肥及豬肉湯，菜飯喫喫，頗能病人

自思無非飲食失調遂乃致痞況即無因而痢亦可以二陳開胃

解煩枳殼寬中而痢症自除一切品性順藥之性遂止

北沙參　玉竹　阿膠　當歸　麥冬

龜板　桔梗　杏子　白芍　橘[illegible]

此赤痢症緣延治遲者夏天旱熱甚於上濕轉於下不得升騰

蓮云佛雨甚猶憐何之水乾涸成病人身亦然即內經所謂上

焦不行下脘不通閉塞溝渠之壅狀若雨濤泛濫溝渠積滯降

旁及清濁腸胃之積垢因而並於下茲不得濕而濕痢亦不甚

斯潤滑而去其滯而能即去若稍為開導未嘗不可但不可甚

寒凝下耳然皆從未治也

休息痢

黄　休息下痢赤白，已經半載之久，前醫因其腹痛拒按，竟用枳榔、枳殼、厚朴、木香諸品通，致腹大益腫，診脈沉細而濇，肌膚甲錯，飲食日減，癥由脾虛，卻致痢久延傷，夜更加甚，進午脾愈弱，以致氣血兩敗，症漸深危，姑照脾腎同治法挽之

○北沙參　玉竹　葉皮　萬枳　炙草

蓮臼　麥冬　五味　楊生薑同　梨同

兩進滯止腫減水消日夜五六次脉亦較前機已鬆豁有生基
後加熟地自四錢至六錢脹已大減加飡進食矣即以此方合
熬膏蜜收多服脹腫乃闔中之開病肝蒙撐逆肺失清肅頻用
辛散耗氣開而傷陽故腫脹每加參芪之補均屬開量無建之驗
參入生芪之辛制肝潤肺以收散越之氣金木和同自無扞格
擇性和行之中焦得以安然腫脹可愈

三瘧

錢

三瘧已久寒多熱少脉遲濕痰凝滯經絡治以辛通

生白术　半夏　陈皮　赤苓　泽泻

桂枝　茯苓　滑石　芦根

三疟由阴虚阳陷故久延不愈拟治温者寒甚错两剂服疟未遂轻

去茯苓赤苓加北沙参鳖甲红枣

烂喉痧

谢山兄咽肿红烂汤水难进气喘形衰病属燥毒因前医误作风邪医治表剂过度更加助燥劫阴以致肺机不利今拟敷药难以达喉先用鸡子清一枚肩卧若仰卧将鸡子清含口含以润

滑々如白練下流，午前洒下，午後自覺機關流通，竟有四五次

魯氏固本湯法

南沙參　生石膏　桑皮　知母　生牛子　細辛

蘿卜　元參　土牛膝　鮮桑葉　蘆根　梨汁

一劑稍能進米湯，前晚是夜進蜂水和米湯食，次早更減，仍照

前法去元參，加石斛四錢，南沙參改北沙參，加麥冬二錢，全愈

喉痧由於燥邪上吸，肺氣先傷，和陰清之根，則難於佈津液

之聚成痰，氣滯不降，勢必壅於膈上，咽喉痰滯，喘咳火熱就燔

爍，和其火極易，故咽喉糜爛，水漿難入，肺主皮毛，故遍身皆痧

昔賢紅赤一條甚者水精不能四佈逆上為吐下注為瀉津液

從此瀉而亡遂至枯槁而危肺主一身之氣氣塞則胸膈多痛

今時多以溫散治之殊知花莖枚火是燥化乾多用藥須擇清

潤之品不但不用溫燥凡藥之稍燥易燒者以均在禁例燥邪

治之以潤理之式稍佐苦以勝燥辛以行津亦宜擇微潤之藥

重用甘潤緩其急濟其枯甘乃濕土之味濕能制燥土又能生

金也宜照本經燥湯加減

南沙參半　大生地　生石膏（甘州水煮）半　生牛子　豆　姜皮　蘿皂

細辛　芥子　肥知母　蘆根　梨汁　杏仁

初起服之必能轉危爲安其甚者或加羚羊片玄參橘紅黃芩加姜
未通者傳變服此方一二劑猶湯不止菌爛乾燥咽啞痛甚
枯黃急當救陰用育陰保肺湯加減
北沙參錢半 大生地四錢 麥冬錢半 元參錢 桑葉錢 芦根
生鱉甲四錢 川貝母二錢 生苦杏仁下 蒸 梨汁
病已誤散誤下轉虛此不必服前方亦用此方多服自愈或腹
痛不止加雞子黃 虛極加白芍 陽浮甚者加龜板
羊蚌水一杯麥冬桑葉杏仁子又丹方喉痛初起即用新土牛膝和白礬
末含之吐涎即開或和蜜調之亦妙喉閉嚥水難下蚌水含之

印通身腹脹痛皆效。取蚌水法：用河蚌養缸内，置露天處，將用取起，將殼頭麻線扎破少許，將水滴下，仍置缸内，下次仍可用。須頻頻換水，碗濾濾水，倘遇水内有蛭子附於葉方

六一散（一錢 滑石六 甘草一） 硼砂一錢 元明粉一錢 辰砂一錢 細辛二分 冰片一分

共取極（取細）細末，以竹吹吹，口痛擦擦亦妙

頓嗽

俞 小兒感燥薑鹽損嗽，宜先清燥

北沙參 生石膏 杏仁 桑皮 薤白 蘇子

细辛　知母　當歸　桑葉

问时数见拘咳将失音遍服苦寒遂来頓嗽咳咳亟連連不已甚

至咽癢吐食此乃陰虛肺燥清肅不降最難就愈惹此再參玉

竹麥冬鮮生地阿膠蛤粉龜板梨汁蔗漿漿賴向餘涅補自痊

否將咳去恆年延成勞嗽慎慎

痰喘結核

胡太史佛生芸壹素乏陰虛痰核核處延及左臂漸至穿潰津液

淋漓歲余瘡口已經三載今由陰虛邪熱喘喘咳舌絳如珠脈數

洪數，晝夜頻煩，遂佛生外出，係用清燥育陰，或感於秋降，脈洪
劫進，若寒清肺，遂至汗出神昏，喉嗌增劇，竟至暴脫，之擊察家
惶極，余以病久已瀕危，惟大劑救陰，以希萬一，擬貞元飲
大熟地　炒當歸身　炙甘草　外高麗參　五味　氣霜　枸杞子
復診：汗未散，脈仍用清熱耳，淡淡劑更危，再服貞元之方，得喜回陽定
加銀寔與之痛，因抱紅腫色光，此世醫方化，醫代增入，收斂潤
桂薑素是陰虧，併非陽弱，且兼稍見濕熱，遽應漸增溫燥之品
助其相火，相火相火與濕熱互相為病，因另用清金化濕育陰
佐之，類諧陽去濕，或痢去之類，詎其陰滯愈傷，胃氣竟不斂攝

以佛生因係余注服益元余脉濕論中曾已述及命類育陰當去濕熱之飲時醫未考也況其相火方熾藉斯命類滋陰並留痿㽲之症纏久固屬濕灼肌肉陰虛陽浮相火游溢經絡筋失血榮指筆成㽲常從相火薰炙潰破流膿瀝夾陰瘡伏未痿㽲之患皆不外此古昔未嘗增外科只用升提丹去腐不斂插以藥久非但以諸因未能窺見致病之源也余主膏方合服外用豬脊髓同松香搗膏擦以龜板末寬收合斂從作肌膚已久手指常難伸耳

北沙參 錢半 大原枝 生地炙草 一錢 當歸 錢 吳茱 丹 茯苓神 一錢 龜膠 一錢

大麦冬钱 柏子仁钱 远志钱 冬术钱 丹参钱 枣仁钱

生绵芪钱 桂圆肉钱 紫衣一钱 天冬钱 梨汁一杯 蔗浆一杯

河虾肉钱 同熬成膏 开水和匀服八钱

咳嗽音哑

桂 六脉沉虚 肺络之阴直伤 咳嗽最难 两脉已多日 胸膈逆

室音断续 痛脉象浮大 两寸滞 阴液大亏 肺阴络受伤

北沙参 杏仁 莲心 当归 姜皮

茯苓 紫菀 牛子 知母 梨肉

咳咳甚於黃昏，陰虛陽浮，醞熱而為肺熱，搏大陰液之虛不攝也，以育陰為急，佐以清燥，前方去二陳，合青蒿，加玉竹、麥冬、白蜜。

秋燥喘咳

洪

年素秋冬之間，必發喘咳，似稱伏邪，以為新涼感受而病復進，滲濕化氣，功效殊不知，此症均由平時陰虧，血虛，今燥劫津液，秋來燥邪，固本液虧難支，復受燥邪，肺失清肅，非他也，總原不能以濕細治，陰陽兩虛，燥痰遏上焦，肺氣失降，為喘為咳嗽，而更劇，此等形體最能傷胃，衛氣易升而喘喘也。治宜先清宣燥肺

氣虛火燥燥耗液胸悶不由氣壅不舒

北沙參　麥冬　蔞皮　薤白　當歸

細辛　半夏　麥冬　枇杷葉　梨肉

數進湯藥均食非不對證藥輕武猛病隔陰未復仍尚稍脈

弦細清氣未正虛之象再用清金壯水以治其本

北沙參　玉竹　大生地　當歸

麗枝　麥冬　梨肉　芥子

滋劑頗合仍用前法加阿膠杞子海參熬膏善後潤燥滌水燥

病後宜用膏子以乾兼熬成燥病液枯燥爲燥也濕病宜用丸

撒調理氣也從此緣々之意醫家不但善於知病用藥大要善於用藥々々之妙用大哉於日常能之言也若首論至理見苦滌泥丸真人有求其治病也嘗以水和土為丸與服即效萬百病皆由於緣泥二氣之偏真人即用一土々緣一水々從治々其丸或多水多土因病製宜直運之於掌和以天真之氣而成圓通之謂妙能流治百病也神文李八百真人治病無藥竹枝叩病所即愈此亦用圓空之物輕為化々々之妙皆善於用意也

乾咳

僧

乾咳無痰胸痹氣滯不時惡寒肺為嬌臟以致清肅無權水

精失佈氣壅於上前曾用蘇子旋覆花杷杏仁甘類之輕降肺

理氣之未通套法不究氣鬱之因致咳之源宜用為條理氣

意以肺和為要

原○

南沙參　杏仁　蔞皮　薤白　枇杷葉　蘇子

川貝　玉竹　知母　紫菀　白蜜

二陳以其偏辛加以膏潤津全善治逆其失乾咳用潤是所

是矣若加辛通行津佈液方致咳甚必致咳血成損亦用此法

枇杷非石膏和入不過當此從通未用此成勞非枇杷咎固失

治也

吐血二則

高

婦病由夏間咳嗽寒熱至秋末今十月歸寧母家因驚駭遂乃吐血每夜必吐一次成盂更增徹夜不眠盜汗濕透被褥診脉數濇病初必因燥邪而起前醫概以傷風俗套為治久之不能又以勞怯施治燥邪仍搏不散食咳愈甚燥邪陷肺久而由衛直營乃致動血且大驚亦能震動肝膽之絡從此血溢空竅去血隨滲心系紫衣抑少伏附協不循吐血刻口振冰成塊此亦

燥象與水凝成冰意同人但知冬令水冰屬寒不知實由燥氣壞成但與燥未化雖耳燥氣先降其體屬陰故冰浮於表而鮮聆不凝假使凝結亦浮水面日昨亦非驟化一經東風及雨而化余脈證若物內濕外燥見濕仍可化濕也又有吐出紫而色黯甚者有陽氣此屬濕痛與燥痛血鮮成塊迥異醫家宜辨別不得混論古謂色鮮浮水屬心肺色紫沉水屬肝腎謂肝腎居下心肺在上心肺在上火就燥也肝腎居下水流濕也木居天地之中與土解紀古人云草木是天地之皮毛即是濕物東風是丙乙癸同源同屬濕氣也喻嘉言謂吐血初以成塊引仲景

誤投少陰汗之例，而致吐瀉，說相火脇作，用四君子培土以鎮上逆之威，不出上厥下竭之虞，恐非定論，宜審之。余嘗治王姓吐瀉色鮮，成溲甚多，用白术加北沙參、五味、麥冬、蘆根、探汁之類，一服即止。乙巳年春兩次，甚出音啞不識，均用清金潤燥藏食。吐瀉為病，最急而危，醫家為常法視外國因傷非燥濕和瀉，分別為要。外感燥濕，其燥多濕者留意，陰起之證，汗甚多者見蓄濕再傷脾，為燥傷不能佈津液輸膀胱，以致濕化陽虛外泄，而汗出時燥濕混合為病，陰陽間隔，神不依附，先用燥濕兩治法加減歸脾湯主之。

生熟地各一兩　北沙參三錢　冬术一錢五分　棗仁三錢　遠志一錢　當歸三錢

茯神三錢　麥冬三錢　龜板三錢　姜三片　棗二枚　圓肉一錢

一脈虛弦無力，血脉未止，直用濃味填補育陰以鎮定，逆乃吐止

生地　熟地　北沙參　阿膠蒲黃炒　龜板　鱉甲

沙苑　麥冬　棗仁　茅根　梨汁

閏

吐血已久，無吐血有濁水夾出，小腹右角漲痛，有形攻撐，背

形以病，即小腸氣瀉也。此因膀胱不化，積濕滲於腸間，沿阻空

府不能流行通道，腑陽之升水為上，乃逆趨空竅，前陰皆從出空

湿温当久而不解脘气导饮佐宣湿条肺水湿与血同熱湿入
营分汗定之候概多昏迷最当留意

北沙参　生苡仁　芦根　鳖甲　鲜斛　桃仁

泽泻　麦冬　全当归　梨肉　苇根

络阻失音

陶小儿疹热不解误进销导疹散伤液遂至音哑无神目閉危险
湿痰胶滞脉络痰塞致运使络以哑治拟以抱龙丸可危

大生地　半夏　胆星　竹沥　梨汁

北沙參　姜蚕　麥冬　茅根

照後藥飲啼哭目開抽來餘證虛已改用

北沙參　玉竹　鱉甲　知母　茅根

大生地　鮮斛　牡蠣　麥冬　梨汁

胸痹發痙

吳女胸痹發痙，乳後手足抽搐，痙頸強身撐，前醫以肝風治，見其氣逆痹痛，用四磨飲以開寬胸順氣。余診其脈沉遏，舌有板胎，微白，唇紅，面赤煩擾，音低難出，渴不多飲，已經四日，此係暑

風內閉與肝風有別，肝風屬內傷，其來由漸，病經多日，轉痙厥
若此有之，亦無痙癱言語蹇濇，則絕危急之據，況有根實之
脈候為風火，其來迅速，經云陽脈遏極，纏多氣扶氣逆邪絕
有肝無腎，搐搦有氣喘喘咳咳吸少，暑必兼濕，濕化風，風與水俱
狂，若曾服藏無陽之據，脈沉舌白，以至濕鬱，清暑以救肺氣之
垂絕，蒼痰以存津，苦辛以利濕行水和之，胃中自宣，氣機自暢
矣。四磨固不足，即用紫雪以冀救肝風之熾，擬并加石膏
生石膏　肥知母　桑皮　薤白　細辛　鬱金
北沙參　冬瓜子　杏仁　荅子　半夏　蘆根

外以梨汁蔗漿西瓜水甘寒救液，齗慝遂減，兩進隔日仍微痉一次，精純遂復，復又感受風，咳嗽咽痛，鼻塞聲，想連日南風大作，屬火，肺氣未清，重感風邪，治宜辛涼清肺。

北沙參　紫菀　桑皮　薤白　白芥子　桑葉

牛子　甜杏仁　歸尾　知母　香瓜子　葦莖

兩進清肅，實熱咳嗽漸愈，惟餘胸膈怫鬱，煩冤氣短，脈已浮數，宜和之微下，進降逆摄納腎氣，然後用清金降氣育陰，稍佐苦辛理濕，用闊葉佐開泄。

北沙參　龜板　知母　叭杏仁　葦莖

炙鱉甲　麥冬　木通蘆根　梨汁

一劑氣歸安臥，惟大便燥結，雖能流通，艱於難堵，照前方去菊莖，加阿膠、雞子黃、當歸、杜仲、歸身，以肉食助液，又去木通、麥冬，加玉竹、鮮斛、龜膠，全愈。

痿

吳聲遠　足痹痛，連環跳，向年膝痛，咳嗽音啞，此濕痰，致連年奔波勞損，再加老境，陰液更耗，濕熱流經，遂發此病，亦作痿云。膝濕每年服此方丸，步履遂健。

北沙參　生地　麥冬　生茅术　川柏
金斛　茯苓　龜板　蘆根　梨汁

痹痛二則

吕女　身痛發熱，前醫以寒濕風痹治，羌活桂枝等一派辛温苦散，遂致痛劇不能展轉，右手臂腕瘦軟不能舉動，脉數大，左目微赤，口乾不寐，不知其燥熱傷金，肺熱葉焦，一身機關全無，膀胱濕熱不化，小便短赤。今春時症極多，大都此也，庶足以悟者，或咳嗽嘔惡，先必一身倦怠，由漸而深，先有汗不徹，次漸徹無

汗甚至經日不能得汗均比去冬久絕少處惟而寒時收一时
難以化熱其病勢漸至甚今濕遏難升兩相隔拒上下不和治
最不易清病已從化熱而開清絡

南沙參　前胡　滑石　桑皮　蘿心　知母

姜木通　荊朮　蘆根　梨汁

汪大使鏡符先生之夫人先年曾患足痹自用風藥獲效今春復
發直用前法不應而足之冷痛漸次增劇轉加濕劑佐當火針
股之並殺手節均腫而痛漸加腹痛嘔吐晝夜號呼兩月無寧
延余診視面黃少澤脈象沉數而濇便溏甚熱少食輒吐兩手

拘挛难伸，全是湿热伤阴也，惟宜如热药剂须升阳少风容乾，足经既及手经，又由经入腑，胃为热湿蒸逼，故面黄少华，腹痛少缓，吐泻迭作也。

北沙参　茯苓　麦冬　木通（姜汁炒）　桑皮　薤白

芥子　知母　滑石　梨汁　苇根

一服吐泻腹痛均止，瘴痛亦轻，减进服三剂，诸恙渐安，但舌热口乾少食，液未能骤復，故用育阴息风法。

北沙参　芦根　玉竹　鲜斛　茯苓　麦冬

鳖甲　桑叶　苇根　荷梗　梨汁

數進議遂稍愈，惟手微腕屈伸未能自如，津液未復，直以鹿膠、昌龜板、生地、昌玉竹方得霍然。汪公素精岐黃，問難於余曰：古稱風寒濕三氣雜合而為痹，昔年用風藥得效，今則不應，而疼痛不除，反增種種寒熱之候，先生投劑全與病勢相反，服之其應如響，其故何耶？更求指示。余應曰：風寒濕三氣為痹，是指痹初而言，先用風藥偶效耳，彼時豈能知其津液被耗，惟血虧陰虛，虛為甚之後，昔既未能養血於前，今又誤以前法，刼液消耗，加之火熾於外，幾微之液將乾，昔謂圖與病情乖背，而仍冀其獲效，不亦難乎。此時不但風寒濕三氣均已化熱，熱又化燥，燥又

化風已與前之三氣膺乘之隙矣究氣因已不同内病之陰液
耗極究和論陰由經達腑而亦危爭余之治法不外清熱潤燥
育陰息風以緩危亡據鼓注曰第恐未來閏又此後淺深何令時
與古法相去不遠若此只氣運之更變因當此時推論而大運
之消息大宜洞曉時適下元燥運主事六第之秋令燥盛之際
更進之層以運合論之又在大運未來將中矣自此以下燥病
日多矣此皆古人之未發業醫者不可不急講也諸曰唯唯余
乃辭歸越數日復來延請及至眾備述服前方大便較順而日方
一更衣多方滋潤仍甚艱苦惟以燥屎數枚每至夏秋之時必

自季脇先痛漸達入腹腹痛時腹内如有物杜塞滯入苦不堪

言日夜呻吟若時多以行氣攻導諸法施治須經集初併矣一

敍往往傳藥調養閱數十日方得漸愈而大便之結數十年來

從無暢快之日其脈象沉遲而濇余曰此乃燥症也即有暑

濕窒抑醸處於此三氣雜合由夏及秋方熾而病者古法以收引拘

痛均列燥症門中非也蓋物因乾燥糙縮收縮宜小季脇之痛

由太陽濕熱化燥小便不利況其脇燥不與膀胱通氣化而

轉輸大腸之機亦廢總之脇金燥極清肅失司不能佈化精於

下也即如天時久亢燥氣彌漫於其甘雨時降而亦非可因燥

甘露飲之意通膀胱之經脈

北沙參　杏仁　蔞皮　蓮心　桂枝　豬苓

木通　知母　滑石　葦根　梨汁

一脈牽臍之痛以失眠之故約六七日再加芥子歸尾去豬苓是

夜痛愈而起床矣再除滑石木通加生地汁蔗漿大便滑利代

此每日必大便一次數十年之患一旦更易而痊往日今日方

悟今時燥病之多誠不謬也

脇痛

黄 脉暑湿瘧背脇痛前醫議以肝鬱屢進破氣平肝理氣益甚脇

痛日甚左畔不能着枕引動前後心作痛面色萎枯黄脉數细濇

夜侵肝絡為痛如平常多此症皆由月經脈虚去血已多故血

絡常虧衝脈不無洗肝為藏血之臟脉失榮養木枯葉燥樸

兩脇移人升降之機失司脹痛之處由作泄来妨碍如平多肝

鬱之病經入絡辛香理氣如附烏藥沉香鬱金木香青皮橘葉

之類其次柴胡疏肝散逍遥丸以為舒肝解鬱或引木喜條達之必

需用辛散實皆香燥泄肝之藥惹風木暴動液之以清以柔以

靜方合正治此已屢經情志鬱怒之傷行經前後之耗他枯他

條枝易歡以滋潤恃水生木而益遂其暢達之機人知順氣以
行宜不悟養宜以潤氣之理蓋金降則陽氣以施其化養液以
斂肝即是條達之義不但如子即四兩二分肝條陽亢之症余
皆以參法治之

大生地　北沙參　鱉甲　當歸　桑皮　蘇子
知母　茯苓　蔗漿　梨汁

一脇痛後而安枕矣面色已遂特潤澤脈亦較圓緩方生地沙參
知母梨汁滋金潤水以生肝鱉甲潛陽以柔肝當歸芍子辛潤
以達之蔗漿加以後之桑皮蘇子潤滑流利機關以理氣轉出肺

品此方亦為治肝法與小腹及脇下呈此耳加鹿板

肝燥氣逆

呂脈來從左升腰脇作痛痰稠徐急陰虛陽浮肝燥氣逆則勞怯之一諸況已多口用滑潛法痛消漸止

北沙參　鱉甲　當歸　鹿板　麥冬　阿膠

白芍　蛤殼　紫菀　蓮子　加人乳

木鬱發熱

周兆脉象沉細不利，不時蒸熱，胸膺由於抑鬱傷肝，木乘土位，今人多寡言，氣悸忌用香附、木香之類，況以陳逍遥散最善。

當歸 炒白芍 枳殼 半夏 炙鱉甲
柴胡 茯苓 甘草

肝風痙厥

劉女素患肝風痙厥，去夏發甚於前，更增小腹作痛，身熱足冷已前，留根風不息，厥未作時又因診脈沉數，舌苔黃膩，暑邪稽遏也。暑即濕熱，陰液素虧，濕熱與相火俱隨從風木而用，清暑法

南沙參　石膏　金釵斛炒青　秋片　麥冬　知母

姜皮　薤白　荷葉　蘆根　梨汁

昨服大便通和二次，小腹之痛悉止，兩月樓肝風均解矣。

痙厥脘痛

江　婦　素有痙厥之患，今秋復作脘痛，卯昏厥一晝夜不省，目閉口噤。診脈沈遲，身熱搐逆數日未清，背寒，捉口渴，知而伏匙解齒。肝風竄動上逆，竅閉已極，惟宜清降。

北沙參　生石膏　姜皮　川連薑　桂枝同　薤白　知母

腹痛

吴

感燥身痛腹疼惡寒數進溫散不解且無汗余用清解燥邪得汗而愈繼因飲燥腹痛惡寒尚延醫治用溫燥之劑遂致腹大腑手按按痛甚徹夜無眠復延余診仍用清燥脹消痛止但怯冷盜汗余曰陰液未回陽少依附怯寒非實寒也陰液復充自愈因惑於宿寒畏寒之說用附子數分姜萸大熱燥劑遂致脘把腹痛重作日夜難寧余仍用潤燥救肺

北沙參　玉竹　川貝　石斛　麥冬

紫菀　梨肉　茶葉　枇杷葉

二服寒痛均止，而咳減，神舒，惡寒吐稀痰似寒最饒，從人豈常

此番宜保養。肺主一身之氣，氣燥肺則逆而和通，而寒痛陽陷肺逆

不能外達，故亦怯寒。

停飲腹痛

徐海賓　素有停飲腹痛吐痰，經年之間甚則湯水不進，去歲臥

床數月，或以平肝暖胃之藥溫通溫補，肝胃均無寸效，余來此

延診，用五苓加姜朮通，一服痛吐均愈。今次勞碌復者，而更甚

邨復痛，久氣將滯而阻，舌乾少津，用條達而佐潤，一劑而安。

南沙參　蔞皮　蘇子　杏子　桂枝

澤瀉　木通（姜汁炒）　半夏

服後已止痛，微口少津，加蘆根、梨肉潤燥養液，痛止再去杏子。

加石決明，一服后起於床，再去蘇子、澤瀉，加竈心根、淮，因勞頓仍

藥未服前忽復作，脈更細濇而沈，中氣漸微，前法增薑棗。

西黨參　茯苓　川連（姜汁炒）　半夏　澤瀉

石決明　蘆根　枇杷葉

痛止又作，而夜間不寐，少食，陰液大耗也，今服者阿膠湯和龜膠。

閑述落果全會痛久經之傷陰故舌音澀善改

腹痛吐酸

汪廣泉　陳經大吐酸水腹痛忌寒難堪誤投桂枝生姜乾姜等，附木香烙根之點截徽忌來燥卵作痛之痛症極似寒邪痛不過自而死昏厥烙症屬寒往之遂因傳認痛厥寒誤來地多余

用清絡西瓜一服不安

東洋參　蘇皮　木通（桑葉細）　麥冬　薤白　當歸

知母　細辛　牛子　苧根　梨汁

淋卵則達，未達之勢，以陰之卵以咳爲食，前法去澤瀉，稍照之，以之稍加川貝、知母、麥冬，咳止痛微，而進穀多，脈亦浮斂，亦可莫執淋症之候，皆宗丹溪陰虛濕熱爲治，最宜究卵始得來。陰必來，男婦極多此症，徐嘉言六之淋症腑突之說，合之膀胱，余每以育陰收功。

李某腹大如石之堅，舌冷又冰，喘咳嘔吐，先用清肺救肺，咳吐止，后因大劑熟地膏單品服，以腹向而腫脹，均係陰害陽氣以化也。惟小便痛濇，陰腫少，癃陰虛濕熱不化，下濕也。

生地　条參　阿膠　鱉甲　麥冬

槐苓　當歸　葦根　棗肉

脹痛經不調

某女及笄之年，經期一月三至，脘腹脇痛，常苦梅核氣，咽喉間如茅草梗刺，即俗稱噎氣也。由於肝虛濕熱化燥上擾，此家古人以氣病治之，十多不效。脈當以數，舌常黃，胸未久就，衍先以苦辛宜泄參入清絡。

生石膏　南沙參　桑皮　歸尾　木通（姜汁炒）　芥子

薤白　知母　細辛　豬胆汁　葦根　梨汁

服五劑痛減舌細弦加重再五劑痛止而脘上微癢月經二
向之外方去濕氣全去脉亦浮数仍微数餘熱未清去木通石
膏加滑石萆薢加黄連銷眠之力黄連勝木通宣濕熱久病兼
經逆來少經期不調而作脘痛此法宜善言不物多用此亦有
故無植之露經從者石膏尤稱妙劑但濕熱否又化燥當用苦
辛寒妙猪膽汁少佐姜汁女子空海常虛肝易化燥生風陽亢
相於苦降非膽汁最妙然肝不生膽而留多日不妙膽液之力
也人之肝燥亦藉膽汁以潤之故取猪膽同類以濡之猪屬水
木又屬水畜以除本燥腸燥便結之病同潤藥投之極效有矣

性久痛色安余用猪膽汁拌荷葉蒸熟加於辛潤燥藥中收功
久服之和又藉荷葉之清震升提暢木升陽因猪膽以滋之亦
有通因通用之義

月經腹痛

周姓 月事前後不一期前腹脹而痛頭眩食入脹作腹痛五六年
來不得孕育肝喜化燥淋去脈胃液虧衛少化源因是不能常
澤下行古來經遲屬寒經促屬熱之說揆之不驗皆由未明空
虛化燥之理濕熱釀患亦恒有之以余論空乏俾之食入腹

然為金水之精石但墜木且精水精以生相習者須兼之意

噎格 三則

黄允成 氣阻吐逆責在肝膽亢犯肺失清肅痰涎上泛陽升上壅防成噎膈之虞宜先柔肝潤燥

北沙參 鮮斛 蘇子 鬱金 桑葉 麦冬

當歸 龜板 杏仁 猪膏 白蜜

脉已較軟數象未平進穀順和乾飯難咽而見陰虧腸燥宜柔

恐因老年陰液日虧噎症之漸仍用前潤燥育陰

北沙參　玉竹　麥冬　茯神　柏子仁　當歸

阿膠　龜板　川貝　梨汁　蔗漿

胡

以丹封翁年逾八旬實以積乳以偏脘腹痛劇余令服

辟內丸痛漸止止後轉下痢再進潤食解燥湯更用肉湯痢止

而素患遺溺每夜二三次又向偶忽不能進穀入脘阻礙不化

高年陰液既虧真陰之痢屬液氣竭液少脈不能潤澤腸胃以

致腸胃枯澀不能容物穀道化艱難以滋腸陰素虧即陽浮化風

陽浮飄又兼將肺液化燥胃間所剩之液不能四佈多化為飲

肝陽鼓其上逆之勢飲入每嘔噎阻塞反出此乃燥極似濕亦

與痛痞之迥殊，何同也。痛在胃脘以下，故以地氣不降，濁壅痞之證，沫出脘上，天氣故味清。然皆同一燥病，非得仲景知之此用詳計，牛氣甘潤，初事仕材所謂濕瘦從燥濕相為何虛胃壞未知燥極似濕之理耶？熱極似寒、寒極似熱，向有歲氣獨燥極似濕、濕極似燥，千古未曾，近代鄭某一著濕熱明辨，有留飲膈間，唇舌反燥，仍須治濕，濕去津通，其燥立轉，此即濕極似燥之燥之一端。液虛生內燥，氣虛生內濕，濕鬱然而有內燥，當於納燥與因氣相求，同類相應也。治濕潤之，調宜再究，燥結之蔽證

北沙參　玉竹　杏仁　蘇子　當歸　橘白
石斛　紫菀　鱉甲　梨汁　蔗漿

崔
食入噎阻不下，飲湯必吐，逆多涎沫，胸前板硬，脉大少力而濇。
屬進理氣寬胸，將經兩月不效，殊不知情症偏痛是噎膈之由。
肌肉削軟，布圖快膈，適足助燥損胃中，此皆千古論噎膈之誤故
代來甚症，竊不易救，死症之致，為醫誤迫來，尤多老症，不獨老
少積之患，此亦逆之下之多燥症之一，諸耳肺氣一往燥槁，
氣機遂壅，津液不能四佈，水穀下咽，勢必化飲，阻塞胸脘，氣逆
難疾上壅，飲食故難下，逆腸胃失其水穀之養，勢必日就枯槁

愈枯愈枯均見草裹以危殆病和終以辛温潤剂然治之之
可獲效如前案黄胡二症均即見效者也余往前黄症復失
治竟死因閲天命亦由人事謙胡症復作異其於以旋復赭
石救之引液就危亦承液涸之餘我微之液何堪救此惜為脚
此时极力救液潤燥已莫及矣此症今先清燥

北沙参　杏仁　薤白　蔞皮　知母　蘇子
归尾　牛子　葦根

服一剂胸即舒和去牛子加梨汁姜尾根枝液两服逐錢進
繖咽間不限惟胸膈有痰凝塞上远再加細辛以通關飲蒸服

白蜜養胃益食，鮮蝦羹、肉湯潛陽助液，亦不悖病，可以加湌，脉亦斂也，竟有生機可冀矣。

單腹脹

錢　中滿腹脹大而脉，古法多用填實則已之治，然思佐柔肝潤燥，緩溫兩治，方意純用補中分銷，鮮斂木得柔潤，自不侵土，而中宫自安，肝斂葉收，自不擾阻氣機，腫脹皆可漸銷矣。

〇西黨參　煨苓　半夏　苡仁

鱉甲　川連吳萸炒　薤白

長生久視，又何病之爲累耶。

久瀉面浮

祁

折大便溏泄已久，甚至漉漉腸鳴，面黃浮腫。前醫不分培土固腎之治，浪進腎氣丸之類，漸至胸滿氣促，喘不能安枕，晝夜危坐。余診之，脈沈分數滑，舌上黃燥，亦有板齒間似秾秾黃病之最重也。以脈之滑數，明是痰火爲病，肺氣不肅，非佈水於膀胱，不能從此而行，而鳴而瀉。再誤溫補之劑，助其炎上之威，致咳喘難卧，胸滿不食。惟河間有痰邪薄著之論，如秋冷金氣下陳木葉書案與前人温邪各案之說迥異，特以格物致理，因以悟性從心，先憑悟也。

生石膏　南沙參　桑皮　薤白　芥子　細辛
知母　木通　杏仁　茅根　梨肉

兩服喉嗌大減，症猶餘熱殺，再去石膏、細辛、木通，加玉竹、麥冬、五味子，同生姜同搗熬，後去渣煎湯調服。再去五味、杏仁，加金斛、桑葉、枇杷葉。又去芥子、桑皮、南沙參，換北沙參，加苡仁、扁豆皮、穀芽、枇杷葉。泄止腫消，加冷食所有淨軟和緩，易於就食，因丸藥調理，因夏月不能熬膏也。

兩脈濡滑，腹不痛而泄，此茯苓、半夏、蔻仁、黨參，蓋胃人皆知其法矣，不知鱉甲佐金，柔肝舒脾爲要，尤妙雞內金滑利腸胃積，不但流利氣機，且能助脾之消導，水穀得以宣佈，故得痢止。雞內金不但爲痢症要藥，並能利氣之妙品，古方茵陳合並補之。

腹膨臍突

張小兄，脈濡而數，舌光根白，腹滿臍突，濕熱傷脾化燥，先以宣濕培土爲治。

黨參　半夏　薑皮　白朮　蔻仁

木通　五加　山藥　芥子　芦根
二服脹減再以北沙參玉竹熟地燕窩潤燥臍收而愈喻嘉言
有燥病臍突之論余嘗用潤藥皆效

腹腫

王書臣狂虫兼腫及遍身便溺少前醫温中燥濕健用胃苓丸
病更增劇診脈沉遲舌絳無苔自述遠逢胃兩熱見病初未云
非因濕而黄濕化熱化燥氣閉清金化濕津亡濕再合服兩服
收滿再合清潤遂愈繼因誤食麥飯遂復腫南方小麥爲濕

热之最极，修其病温病者皆深戒，医家病家皆当遵守，此用前法清金化湿。

北沙参　前胡　防己　桂枝　滑石　通草

桑白皮　细辛　紫菀　芦根

肿胀大消，溺多泄减，惟腹热口乾，舌燥脉转搏数，燥象全现。

北沙参　玉竹　炙鳖甲　麦冬

生地　五味子　扁豆皮　地骨

两进热退，口乾未止，再去扁豆、防己，加生姜、五味同捣藉辛润行津上供，渴乃止，清之除，溺已清长，肿胀之退，燥症此极多。

古人未嘗言及，殊屬缺典。蓋肺少陰衰，水精失化，常道泛溢，為
腫下注為瀉，最為難治。因膀胱不化，利之反耗液，濕補亦能
助熱化燥，即是病上加病。至於攻導行水，盡以傷陰，劫液更是
促死之徑。常有導水者，腫脹雖消，潮熱日熾，腫既所致，腫症實所
罕聞鮮一。雖有肺脾胃三者之分別為病，大都又以脾病為害。
古人先腫後喘治在脾，先喘後腫治在肺，不要作定胃之不化，
亦肺氣不降，水絕化源，不能司二陰之竅之樞，職其泄而已。
人身內外全賴周身，猶萬物全藉天氣布化。肺乃外主皮毛，內
司氣機，佈津液，而理百骸。人能保得乾元，而自通暢，保金所而

芥子　蝎尾　半夏　梨汁　薑根

一服遂能自述，仍覺脘痛咽疾，胸膈似有物阻，氣塞呃逆，皆由陽併於上，有升無降，上焦不能展布旋，心神為之蒙蔽，遂致昏不知人。癡病中風跌仆諸症均不知人，但係實實之邪耳。今乃請降之力，神清寧，中寬，暑濕伏邪未能驟除，且加但辛甚也以開之。數劑方清，以八首陰清肺胃，右邊多用之方，香陰疳熱以投之不應。大病之餘，或虛或實，風熱痰不宜，無用梨汁、蔗漿、蚌水、生地、朱麥冬、北沙參、炙鱉甲、龜板、雪羹之類，頻頻灌之，以致甚熱，亦無用濡潤也。

脘痛

某

女 頭脹脘痛 脉來濇大 營虛風動 治以柔肝通絡

北沙參 龜板 生地 鱉甲 桑葉

柏子仁 金斛 黃菊 茯神

再診加青皮 半夏 鬱金 女子營虛絡痛症極多 古人畏用沈滯之藥 非於通絡則痛之說 皆由未明絡痛係陰之陽 補陰分陽自化 即是通之義 蓋絡中之陽 非景岳能知 但又執於溫補 如填陰益之類 往往投之不效

北沙參　玉竹　桑葉　龜板　鱉甲　茯苓

麥冬　金斛　黎肉　蘆根　燕窩為丸

因向有美姓咳症大發相同亦以前法獲效但因誤食洋烟助其肺火嗆卒痰作脉細少神而氣全敗勢難久延矣噫

瘕瀉

鄭

腹痛漸瀉瀉下日十餘次瀉暮寅極痛病已數載屢患不休今五秋嘈咳嗽少食屢用溫中諸法不效余診其脉沉數而濡、脉

主燥閉清潤法

北沙參　玉竹　杏子　桑皮　苡仁　桑葉

麥冬　蘆根　枇杷葉

二服所傳上痛，食少，熱亦除，今加咳矣，但咳未止，蓋肺液耗極

香燥損少津，非去秋大來待少潤澤久虧之液所難復耳，但

此怯邪內陷之症，極爲醫家所當留意。

疝瘕

黃將　右脇素有結塊，發則痛極衝逆，今病發前常以辣料理

氣，被空而治，而外爲藥只虞木氣，以辛香疏柳訛品以圖順氣見

其便結，佐蔞仁、麻仁、蘇子以利腸液。去吐惡臭水，瀉水，腹大脹，哭。又以佐金清肝，降逆。逆遂去，七日夜無所利，利後清水下咽輒吐。我次脈遂大怪，余診左脈浮洪無力，右手沉遏，右腹稍黃無津，溢腹痛拒手不可近，二便拘閉，唇焦舌黑，焦〻燥折裂燥。邪外束以致積聚，津〻壅痛，甚脹甚，氣不流利，故腹滿大，燥邪傷肺，〻不能生水相灌矣。肝無金制，肝氣太過，故吐逆，相火寄於肝，將不集濁，積擁翻上，越空竅，有升無降，故成種〻。吾嘗古說任脈為病，男子內結七疝，女人帶下瘕聚，瘕聚，男子之疝也。結核環陰器，屬肝經分野，然能久踞不散，而使陰囊筋急濕

熱乘開闔，緊瘀再經外邪拘束氣機，遂窒而痛，疏通行經氣

恐虛舍空虛，邪乃深陷，又不能早為扶元，内托膿花敗耗勢也

危殆，因以柔肝緩急法為援

桑葉　龜膠　鱉甲　當歸　木通姜汁炒

澤瀉　蘆根　梨汁　蔗漿

外用梨汁蔗漿和龜膠，頻頻進，是夜溢下痛緩，微寐數次，小便亦

通，惟大便仍閉，右脈微數，右手頗飲，前法加北沙參、豬膽汁以

救肝枯，而潤大腸，少佐元明粉鹹寒達下，遂下大便通利，十餘

次，腹收脹除，痛亦漸緩，然時以手按之可得痛安，否則引下作痛

某

吐酸

吐酸已经多载，口淡少食，舌胎白腻，前医坚执谓胃寒，屡温不效。余知口淡多属胃热，白胎是湿热阳明，胃液久吐不覆，亦直伐胃土，阳温之过，以致液涸，宜乎不效。用清济佐清热养液。张景岳论吐酸属寒，亦是偏见。

北沙参　麦冬　金斛　鲜竹　扁豆皮　通草

梨皮　茭白　桑叶　芦根　蔗汁

反胃吞酸 二則

劉 女年方及笄，素見吞酸反胃之患，比時飲食均吐，難留，根是抱

憾不遂，抑鬱傷肝，木乘土位，由吞化酸，酸因熱化，清肝養胃，和

佐肅肺，以睛肝自瘳，和口乾之由依粘也

北沙參　麥冬　川連吳萸水炒　石決明　木通姜汁炒

半夏　石斛　黃芩　蘆根　竹茹

同時有黃，恬久，前日冷痰漸滿，仍吐不絕，胸脘常覺冷，格

噯雜，腹滿，帳日含生寒涎，怯前喘，由於胃氣虛寒，法進溫補佐

若之悵脹不欲食，診脉弦數，舌胎黄膩，知亦有痰火上阻，前法益命，詢知素喜飲酒，且多抑鬱，以致木橫侮胃，爲木郁，飲食化痰化飲，肝氣撐脹，則腹疼，爲木鼓，則噯中脘作痛，運化稍緩，食少，故後當胃爲肝陽所擾，後宜以補氣反純，兼中助運，以木疏泄肝經之鬱滯，疏其氣機，矣務若辛開之，則是木喜條達之意也。

王

歸素患腹痛宿疾，每肝發數，今年夏胃納已經數月，前曾以疏肝爲法，多用理氣之品，參入之陳和胃，頗投無效，不以情志暴怒妄動，皆能耗散陰液，陽氣無倚，浮越於上，然此氣皆鬱之元氣也，不得已游走於外，以致使作粃出，故因家貧誤以爲瘀殆

之後今每長矣非搖撼之即致氣逆之患惟柔以濟之最妙
古人云以氣附爲藥病根之藪頻補以流衛逆之氣爲左手
今病乃之吐肝陽夾痰胃少不極致令兆每作余嘗用柔法施
藥雖書議味各歲亦同暢逆不致典直作疏矣
北沙參　金斛　龜板　鬱金　麥冬
桑葉　茅根　枇杷葉去毛刷
四帖吐止惟細較多胃液未甦除茅根枇杷葉加蒺藜尚不
數第凡書肝陽逆甚前法不能止吐必用重鎮加入青鉛最妙
木母亢極上升必用金以鎮之金木和同剛柔共濟之妙

病者訴食積，更知因腸胃乾澀，一時難於運化，此症多燥少濕，

潤燥稍佐復湯

南沙參　玉竹　茯苓　麥冬　薤白　龜板

鱉甲　桑葉　通草　梨汁

數服後去玉竹，加當歸尾，諸恙均愈。食入腹痛，梨汁極妙，梨能

利也，取其通利而兼潤燥，寒而不寒之品，諸者不可用。

胎前腹痛　二則

汪婦姙娠腹痛下血，自服膠艾四物，痛極昏厥，余診脈數而滑，詢

知惡寒頭痛口乾舌蒼知其燥邪觸動胎孕病既有因斯為治之劑能安妥卻邪邪去而胎自安矣且燥邪最能損胎狀天元多旱后葉雅猛易夜之理再因營血不足之輩內燥易招外燥邪侵胎極易傷亦古少普風者當須斟酌婦胎動下血余用清燥泰液法竟能卻去胎安而獲再產亦用清燥安胎

南沙參　桑皮　木通薑汁炒　丹參　杏仁　薤白

當歸　知母　制黃　蘆根

外進梨汁蔗漿痛遂止安和亦解次日復微痛而胎墜蓋因去血太多也同日有何姓婦胎動下血用前法遂安亦燥邪觸

動者也安胎惟溫潤滑之品最妨膠艾四物多矣艾葉
性溫熱以其辛溫動血除濕熱之輩均當禁服
許婦脈旺動腹痛下血
桑皮　蘇子　丹參　當歸　滑石　知母
一服痛止仍腹脹下墜下血紅白相間去丹參加桔梗苓子竟
服諸恙皆除惟胎尚墜脹必有因事縈念而病也

產後脹痛

董婦產後腹痛不便坐紅熱古稱兒枕痛用山查行血甚效宜讀

產後因去血太多，陰虛腸燥，拘急作痛，有塊，塊乃兩間腸聚也集，每用春宜法以定痛活其物，今因有熱者，當參以滋陰清熱為

刹痛止塊錠

北沙參　柏子仁　雞內　杏仁

金當歸　辰姜皮　青皮　玉竹

論

如產後腹痛，小腹有硬塊，前醫誤認寒氣滯於下焦，純用溫熱

辛香理氣，痛更增十倍，硬塊漸長上衝胃脘，飲水進穀即吐，以致

絕食已昔，瘡癥數次，診脈細軟而濡，舌胎萎楮不榮，知其血虛

化燥，腸枯熱熾，陰涸非血病，氣滯宛杞之誤，大屬謬誤，宜養

陰燥

生地　當歸　龜板　鱉甲　蘇子　芥子

北沙參　蔗漿　梨汁

一服泄止，腹痛即除，舌胎未化，口仍作乾，陰虛不能化燥，且加

蘆根、麥冬，乃瘧去，誤後宜溫，原派定論，切勿拘而不化，謀進

濕熱到底，竟成勞性甚多。然病認見狀作痛，並無疏空，亦因空

虛化燥，清潤之品，故方中生地、當歸，營空調燥，生地之靜記。

當歸苦辛性滑，最能奏效，亦止虛痛。北沙參育陰清金，保風木

不能肆其上逆。鱉甲、龜板鹹而稍堅，壘陰以潛相火，大大矣。蘇子

若子手潮流和柔閉不止痛麻寮探付甘淡育陰不止以肝苦急，一食甘以緩之於覆驗如神。

產後肝風痙厥

江 姊產後血虛驚厥起見，遂致抽搐痙厥多汗，有時如狂，怒目直視，勢極可虞。前醫用烏梅丸以斂止汗補虛，自述腹冷，又佐以姜桂附子等加狂以牛不休，舌伸出口，嚙破舌肉，數發昏厥咬舌，或時手痙抽掣，頭搖目突，日夜無片刻之寧，[illegible]於厥中之[illegible]危。症偏極閱前方一派剛燥，痙雖定於此肝風而痙[illegible]与。

鮮生地　麥冬　石決明　川連（薑汁炒）　元參　羚片
蔗皮　蘆根汁　竹汁　蚌汁　梨汁　藕漿

又服方後脈緩仍用前五汁攙之頻頻代茶法急進止吞破或腹痛用蔻之散良益調攙腹脹飢至復隱又蓄和時吞破肉腐爛其語言不清元乃瘥食亦甚少木乘實不行識其皆視服涼藥已多然自信法此思試病方熱阻風寒即行然以怵學今生平古訓熱則流通寒則凝澀原非定論熱甚則液乾凋或脈受燥邪不能作津液行血脈又貴涼潤無病亦宜分別寒熱攻治不可拘泥有損學者不持一端也

腮腫齒癰

王

鄉前內姪振腮腫齒癰，口難開張，余以清利為服，合宜

生石膏　桑皮　知母　細辛　荊子　薤白

茶葉　木通以上各　歸尾　鮮豆莢　蘆根　梨汁

症因前患復發，並患咽痛礙食，今代出醫，長症自恐用寒涼，祇

與症相若，悼進之，類腫痛更甚，復延余診，脉動數，舌短縮扯

之方，少出苔，根黃不乾，頸旁結核，發熱，余令服前方，腫核稍減

更覺咽乾，症仍未實，惟邪難解也，改用清補兩進

鲜生地　石膏　麦冬　北沙参　青蒿　芩子
桑皮　元参　猪胆汁　蚌水　芦根　梨汁

一服热肿俱减，痛半，再进已销大半，气惟腮下结核未尽销尽，未能进饮食，系余热未清，阴液未复，再改育阴全愈。此即近来骨槽风之类，均宜辛润为要。

鼻渊

吴　肺头痛，鼻塞流涕，时下感寒饮冷，痛必增剧，此无气阳虚，但脉象沉数，可知此实火炽，炽病即在浮热冷来，若冷之旨也。

北沙參　杏仁　桑皮　蔞仁　蘇子　桑葉

知母　木通（薑汁炒）　荷葉　葦莖

至論肺痿起加嗽不唇焦燥蒸肺蓋肺燥不能布津液故須生

空竅依稀腦寒古方多用辛夷藁本治之氣二藥皆辛温也

猪膽汁薑汁佐用治鼻淵者緣膽熱也鼻淵氣胃肺肝熱移

上薰腦涕長流如爲頭腦空痛用猪膽汁和荷葉曬乾爲末以

清補肺金兼潤臟腑故古法以腦寒治之相左已極鼻淵之將

病如濕故用荷葉膽汁曬脆研末和服又取濕物病乾之就爲

引且猪乾物轉揚上巔頂以清之久延成虚丸八仙長壽之

可用

目赤口瘡

李

不饑少穀，鼻窒不聞已久，口糜目赤，脉象細濡而數，症由肺熱氣壅，故鼻塞不通，至濁已化燥，其鼻淵濁涕熱石未燥，此與此有關，目赤口瘡宜燥外侵，先治宜邪

北沙參　生石膏　麥冬　蘇子　桑葉

細辛　知母　蘆根

疊服全劑，今秋復燥邪，目赤生翳，後清營飲，防表丸加生地表

冬或秋令類自留多有瘧病，不可不知。總因氣惱傷肝脇痛

北沙參　金鈴皮　石決明　知母　麥冬　桑皮

生苡仁　姜木通　橘白皮　鮮斛　梨汁　葦根

數劑身適，媛殺念余以瘧多由濕熱釀患，故參以清芳辛為佐

瘧 二則

黄女六歲發熱一日兩卻隱隱，痙粒，腹痛甚劇，煩渴尤甚。余治初之室，前醫用荊防薄荷查曲一派發散消導不應，更甚於前，且兼腰痛，證是毒伏命門，深踞腸胃，則為極易排薦。父因前

日前十二歲之兒症因攻下之痘陷先後僅五日遂殆於不救脈
余見其面部頰下粒隱而顴頷全無其父云初見兩顴均有點
粟後乃伏余曰今年痘症多腹痛此因去年天寒而乾冰雪多
因燥與燥時令溫氣引升不得兩和拒隔於中先燥和為主
治必先理燥解肺氣一展而營之化毒外附之流注一例散解
或從建中起毒之定位之時早為攻下以召寒泉之勢殊不解
痘屬燥邪宜用甘潤之品以燥助燥實不為害此或奉泥陰云
毒無定位用藥之法何妨攻下設以通套之壅來案流注未為
甚矣後先定業言矣此中遠違建中不得稱其督也余用安奈[illegible]

照法加減外合甘露飲和劑

南沙參　麥冬　丹皮　牛子　薤白　桔梗

茯苓　知母　蟬退　石膏　蔗汁　梨汁

芦根

一服而痛止痘瘢頻來有來斑之處再加元參蟬退斑之神妙經

解色欠鮮活去蟬退石膏元參桔梗加生地麥冬色遂鮮澤但

兩顴凶疹不起知其濕熱藍傳生地加葛汁切木通南沙參枝

北沙參麥冬用半夏以宣中氣從而全起矣再頂搗光滑汲

用稀粥復生湯

大生地五 肥玉竹三 生耆三 懷藥三 姜蚕六 郁卅六

北沙參三 大麦冬三 當歸三 查肉炭 白芍六 蓯蓉

梨汁 蔗根 晚米

上初偶小便涩痛冬食肉湯兼蜜寒熱而合變矣而今年瘧後頻

此甚卅必斑疹夾出腸必大痛前后瓶数胃者除非四五韵已

成人皆以腸痛之瘧為之一以至非死而痛後不能留之不自後

致傷人命此此而惜可歎

朱兒出瘧四朝色晴不起腸痛不食舌有灰脘前留以傳食攻尚

余知其臣為憾過閒

生石膏　南沙参　桑皮　薤白　芥子　木通姜汁炒
川連　知母　牛子　茅根　芦汁　梨汁
加減之，脉痙起痛止，尿脉亦少，且加玉竹，二痙即崇驚有時往
巫湿熱上蒸也，去石膏木通，加姜汁炒川連，少年久病妙愈而
藥矣。痙病雖系小兒雜症，然之深奧，辨別精確，體輕而氣之厚
脊湿而難愚與所論無他法，知此二案，痙病辨正未詳載於補
於此

新安孤本醫籍叢刊·第一輯

醫理

提要　王瑞　王鵬

内容提要

《醫理》一卷，清代醫家余國珮著。該書係作者對家傳醫學理法經『已驗再驗』的全面總結。其將易理及道家觀念與醫學相結合，進一步闡發醫理，以期讀者『明其理而知治病之法，并可悟却病之方』。

一、作者與成書年代

余國珮，字振行，號春山，清代婺源沱川篁村人。所撰醫著有《醫理》一卷、《婺源余先生醫案》一卷、《痘疹辨證》二卷、《醫案類編》四卷、《金石醫原》四卷、《吴余合參》四卷，除《醫理》《婺源余先生醫案》之外，餘書均未見傳世。至於《醫理》成書年代，根據書中自序可知，其爲余國珮於清咸豐元年（一八五一）在金陵官舍編撰完成的。

二、版本介紹

此書未見刊行，僅見清宣統二年（一九一〇）皋邑蔣希原抄本一種，未見其他刻本和抄本。

蔣希原抄本目前藏於安徽中醫藥大學圖書館。此抄本六眼綫裝。封面書有『鍾山希記珍藏』字樣。抄本連同封面共一百二十八面，其中前一百零八面正文半頁九行，行二十二字，紅豎格，四周單邊，單紅魚尾、紅色版框，版心下方有『義源坊』字樣；後二十面正文半頁八行，行二十四字，無欄格、無版框。抄本中存在錯字改正及漏字補充情況，未明確是抄録者所改，還是藏書者所改。一九八六年中醫古籍出版社曾據此版本出版點校本，點校者爲安徽中醫學院邊玉麟、夏學傳。

三、基本内容與構成

《醫理》主要以『燥濕』爲綱闡釋外感、内傷、脉診、舌診、本草、外科病證、婦科病證，即在外感，則言『六氣獨重燥濕』；在内傷，則言『血虚生内燥、氣虚生内濕』；在脉診，則以剛柔辨『燥濕』；在舌診，則以舌苔辨寒熱燥濕；在本草，則重點闡釋『體質之燥潤』；在外科諸病，認爲是『燥濕二氣爲病』；在婦科諸病，則認爲『不外血虚或兼燥濕之邪釀患』。余國珮在書中以『燥濕二氣』爲綱，是爲了引起後學的重視，而并非無視其他因素。他强調醫者需明六氣變更，隨運氣變化用藥；提出『以心醫心』，强調心理治療的重要性。全書主要涉及五行、運氣、診法、病因病機、藥物、施治及養生等内容，共二十篇論述，且末附『石膏論』一篇。

四、引用文獻

余國珮推崇道家學説，故除醫學文獻外，《醫理》引用了較多道家經典文獻。因作者引用文獻相對隨意，文中提及文獻時所用并非全名或通用名，故難以考證部分文獻的真正來源。其中，直接引用的醫學文獻有《温熱指南》《救偏瑣言》《東醫寶鑒》《温疫論》《吴醫彙講》《柳子藏書》，道家文獻有《參同契》《規中圖説》《皇極經世》《綱目易知》。

《温熱指南》作者題爲清葉天士，但葉天士并無同名著作，其名稱相似者《温熱論》未廣泛討論作者提及的『諸濕病』，僅提及『濕勝則陽微』，治濕邪須注意顧護陽氣；《臨證指南醫案》則有案而無論。與《温熱指南》名稱最接近的主要是清代陳平伯的《温熱病指南集》，但書中并未提及葉天士，故也并非余國珮所指，《温熱指南》具體爲何書，尚未可知。他如《柳子藏書》《規中圖説》《綱目易知》，根據余國珮的描述也未檢索到具體的與之相應的書，當做進一步考證。

《救偏瑣言》爲清費啓泰（生卒年不詳）撰。費啓泰，字建中，浙江湖州人。其中年屢試不第，弃儒從醫，精於痘疹。費啓泰認爲痘疹流行與天時有關，拘於古法，不免誤治，於是結合自身臨床經驗撰成此書。余國珮在《醫理》中多次引用的其中的『治痘須知大運論』是《救偏瑣言》的綱領性文章，闡明了大運與歲氣的關係，指出大運乃臨證首要考慮的因素。

《東醫寶鑒》是朝鮮醫家許浚於光海君二年（一六一〇）撰成的綜合性醫書，全書共二十三卷，分爲内景、外形、雜病、湯液和針灸五部分，引用中國醫著如《素問》《靈樞》《傷寒論》《證類本草》《聖濟總録》《世醫得效方》《醫學正傳》《古今醫鑒》《醫學入門》《萬病回春》《醫學綱目》等八十餘種，在朝鮮醫家所撰的漢方醫學著作中最負盛名，對指導臨床和文獻研究頗具參考價值。

籍。該書首次提出『四時不正之氣發爲温疫，其病與傷寒相似而迥殊』，指出戾氣可通過口鼻与皮膚進入人体而致病，對傳染病的病源、病因以及流行性的大量論述都十分精當，對後世醫家如劉松峰、葉天士、吴鞠通等都有一定影響，爲温病學的發展做出了重要貢獻。

《吴醫彙講》爲清代醫家唐大烈（字立三，號笠山）編纂的，爲我國較早的中醫雜志之一。此刊創立於清乾隆五十七年（一七九二），停刊於清嘉慶六年（一八〇一），歷時十年，共刊出十一卷，後結集成書。因其稿件多由當時江南名醫所提供，故名《吴醫彙講》。全書不分門類，不限體式，内容豐富多彩。唐大烈在編稿過程中重視文稿的學術品質，不拘泥於門户之見，兼收并蓄，故該書是一部臨床價值很高的醫論性著作。

《參同契》，即《周易參同契》，東漢魏伯陽著，爲道教早期經典。該書托易象而論煉丹，以乾坤爲鼎器，以陰陽爲堤防，以水火爲化機，以五行爲輔助，以玄精爲丹基等，闡述煉丹的原理和方法，是一部内外丹兼修的道教理論著作，對道教修煉術有重大影響，被稱爲『丹經之祖』。

《皇極經世》，即《皇極經世書》，北宋邵雍（字堯夫，謚號康節）撰，其子邵伯温整理。作者在書中創造出一套能够推演和解釋自然變化、歷史演進、人事興衰、社會治亂的理念和方法。全書共十二卷六十四篇。首六卷『元會運世』凡三十四篇，次四卷『聲音律品』凡十六篇，次『觀物内篇』凡十二篇，末『觀物外篇』凡二篇。前六十二篇是邵雍自著，末二篇是門人弟子記述的。

五、學術價值

《醫理》全書僅兩萬餘字，言簡意賅。余國珮根據家傳及諸先賢學術理論，結合自身臨證經驗，創造性地提出以『燥濕爲綱』的新理論學説，并據此討論醫理，簡化診法治法，確立所用方藥，且將之貫穿内外婦兒諸科，可謂發前人之所未發、補前人之所未備。此外，其還强調了運氣和心理治療的重要性。全書雖然以燥濕爲綱，但并不忽視其他致病因素，立論并不偏激。該書篇幅較小，但論述提綱挈領，『使人一閲了然』，便於學者快速掌握整個理論體系，對當今中醫的理論和臨床研究皆有一定的學術價值。

安徽中醫藥大學　王瑞　王鵬

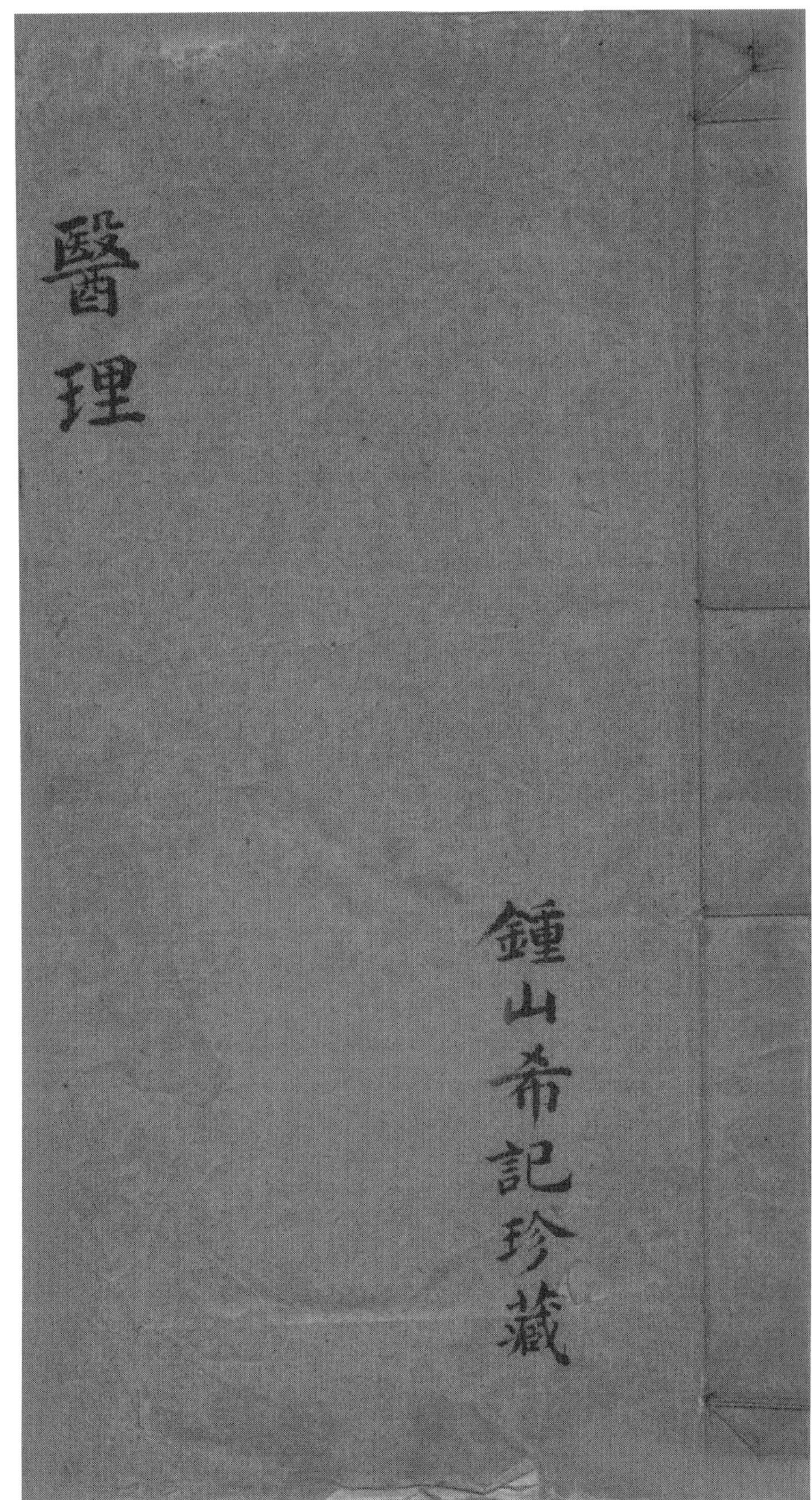
醫理
鍾山希記珍藏

自序

醫書著述代不乏人皆取已效成方依傍古法詳加註釋遂致醫書汗牛充棟後學莫得其指歸夫醫理一如易理易之吉凶悔吝在人所爲猶人之疾病生死由於自作趨避之方原可自擇奈人自有生以來昧却本體之明終朝妄作妄爲勞傷真氣故由内傷以招外感古人詳論五勞七傷屬内因風寒、暑濕燥火屬外因跌打損傷屬不内不外因分門别類立論著方可謂詳悉但言不擇要尋流忘源門類愈多岐途愈甚以致後學難於趨向每多抄錄成方以為把握況復未明大運之變更六氣之綱領隨時致病之來由欲以製定成方應無窮之變治之不效則以為法本古人證引鑿鑿病本不治非醫之過東坡廢人云學醫廢人豈戲言哉先嚴欽承公賦稟甚弱幼即多病二十歲以前飲食不過一盂羸瘦已甚先祖紫峰公業儒且喜醫學常為醫治奈質弱難以驟復深為憂慮其時保年叔祖曾得隱士傳授醫學

加參性理為先祖素所欽慕因命先嚴往師馬保年公賦性不羈終日醉鄉不與世接不肯妄醫一人妄授一徒獨喜先嚴質敏心誠悉傳所秘後保年公病令先嚴診脉見先嚴惶遽流汗因問其故先嚴謂脉有真臟之象故不覺駭汗耳保年公笑曰吾已自知姑試爾指下何如耳既知真臟可矣吾道得傳吾復何憂未終旬而逝嗣後先嚴遵守遺傳以醫濟世無不轍效兼守內養工夫二旬以外飲食日增精神日富壽逾古稀無病而終皆得保年公之賜也珮趙

庭之暇先嚴多言醫理每參考古書有所補述發明前人之未備法簡而理該内傷則從性命源頭立論外感獨揭燥濕爲綱脉法去繁從約以剛柔二脉辨其燥濕以圓遏兩字採病情之進退以浮沉緩數大小六脉察病機之轉變以神氣之有無驗其死生脉法已無剩義矣至於本草一書古人但言藥之性味未言體質之燥潤今明辨燥潤之品用以治濕燥之病其理明顯令人一閱了然再能審確病情自無不效兹畧述家傳醫法附案百餘種以便臨證參閱變通方論似

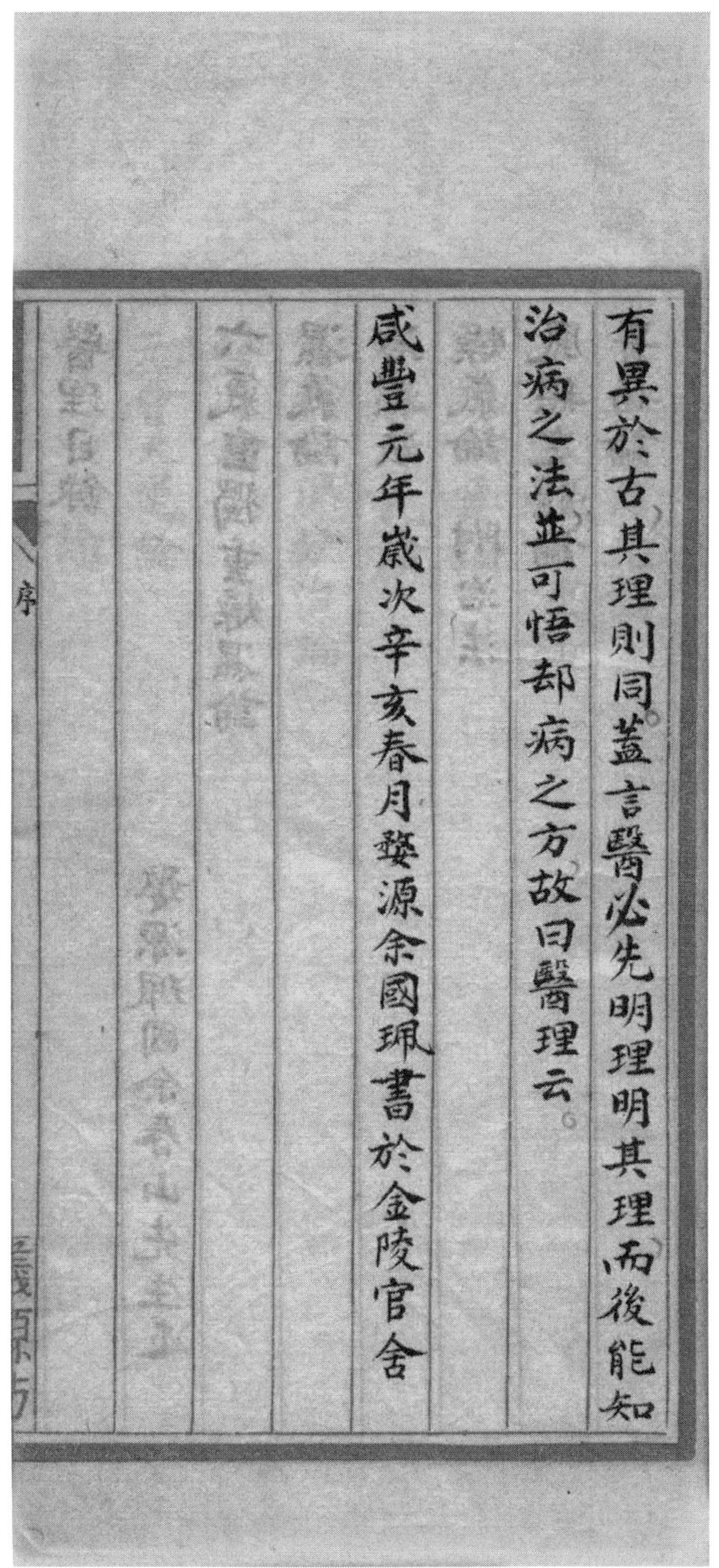
有異於古其理則同。蓋言醫必先明理明其理而後能知治病之法並可悟却病之方故曰醫理云。

咸豐元年歲次辛亥春月婺源余國珮書於金陵官舍

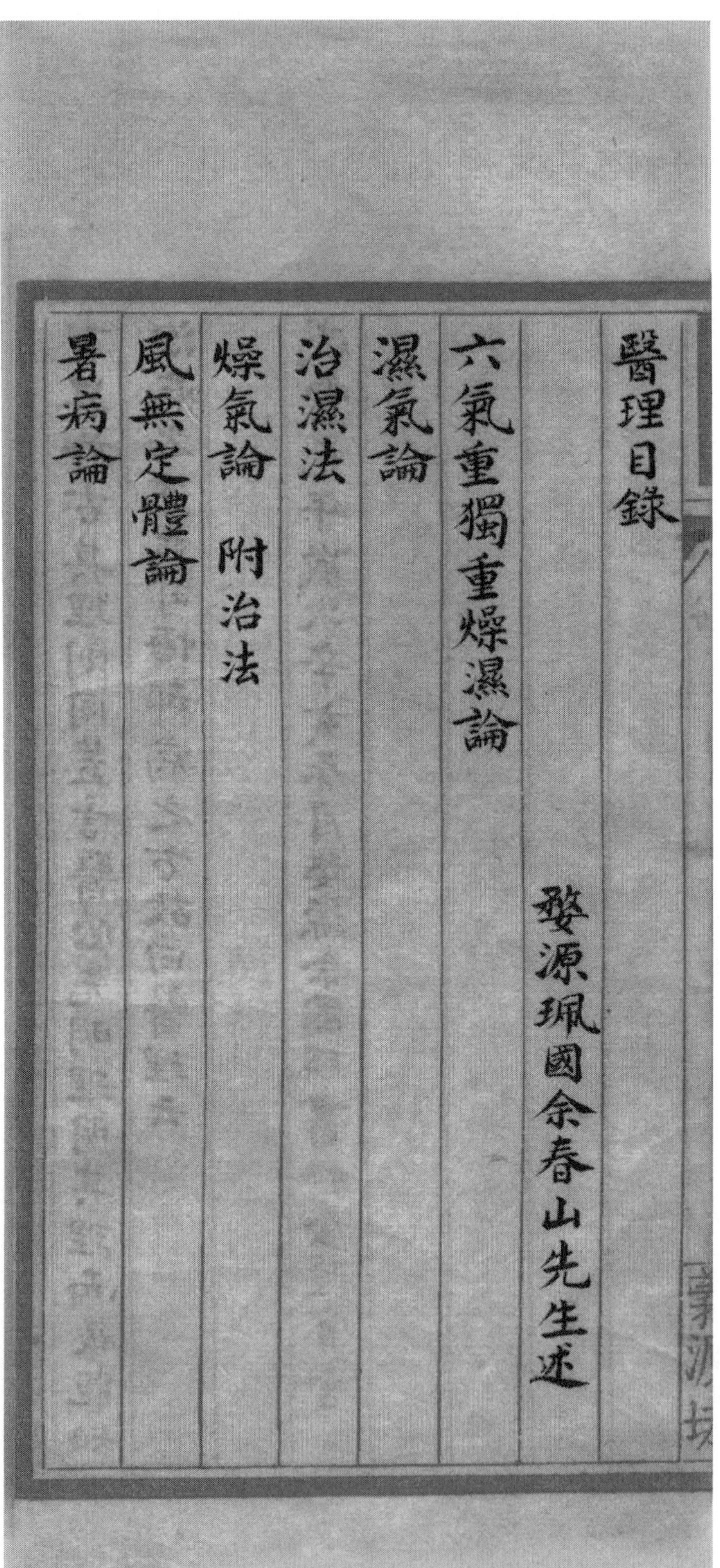

醫理目錄

婺源珮國余春山先生述

六氣重濁重燥濕論
濕氣論
治濕法
燥氣論　附治法
風無定體論
暑病論

寒與燥同治論
五行異體同源論
內傷大要論
察脉神氣論
外科燥濕分治論
醫心論
元會大運論
醫法順時論

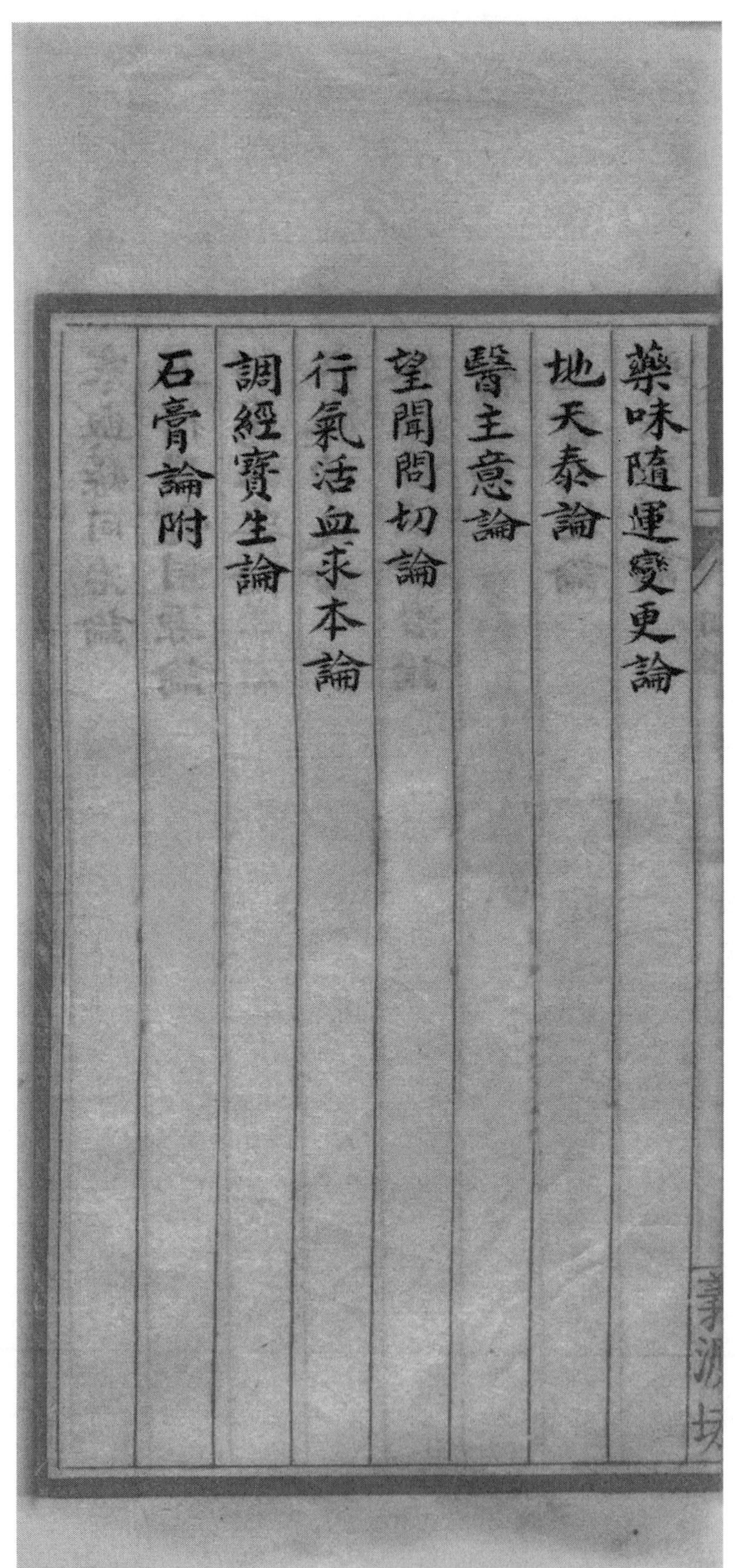

藥味隨運變更論
地天泰論
醫主意論
望聞問切論
行氣活血求本論
調經寶生論
石膏論附

六氣獨重燥濕論

太極判而天地生既有天地即有形象可察六氣迭運生殺萬物其機均可默會雖有六氣之名不外燥濕二氣所化夫天爲乾金其氣本燥地爲坤土其氣本濕日得坤之陰爻成離上麗乎天是爲火象乾化離故曰火就燥月得乾之陽爻成坎是爲水象下臨乎地坤化坎故曰水流濕此同氣相求自然之理暑者濕與熱所釀成風者四氣化生之動象摩盪於天地之間所以化生萬物者也一有太過即能爲害而人之受病獨重燥濕二氣者如一

歲之中偏乾偏水禾稼必傷而成、歉年、未見多寒、多暑而損歲也人之感氣受病亦然、夫燥濕二氣各主一歲之半冬、至陽升地中濕氣已動交春漸升、盛故地多潤濕萬物含液萌芽包漿一交夏令濕蒸之氣更甚萬物繁茂濕盛水生故礎潤溽暑大雨時行天地之氣化剛為柔夏至陰從天降已燥氣已動交秋漸降故大火西流萬物始衰枝枯葉落一交冬、令燥氣更烈地凍水冰霜結為霜雨化為雪天地之氣柔化為剛故水不生於冬、而長於、夏火雖盛於夏而實藏於冬、陰陽之用互藏其、根大化之所以循環而不窮也古人獨忽燥邪至明喻嘉言始闡其秘葉天士柯韻伯繆仲淳汪瑟菴諸先生均有發明余家世傳又補諸君所未及昔魏伯陽著叅同契以乾坤二卦爲衆卦之父母化出坎離爲用即是此意六卦所化有陰有陽故燥濕二氣可寒可熱醫者再能因燥濕之偏分其寒熱之變一任病情萬狀總以燥濕爲把柄治之自無貽誤

濕氣論

濕之爲病最多人所不覺從來但知避寒避風不知避濕者以其爲害最緩最隱而難察也春夏之交人惟知地漸潤物漸濡及至濕氣升騰化雲化霧化露化雨其象始見微則物受其滋過則物被其腐人受其氣亦然自下而升故曰因於濕者下先受之漸至升高則口鼻吸入佈於三焦在經多見足痛而冷或腰背酸疼頭重如裹或肢節盡痛爲瘡爲瘍濕爛纏綿或寒熱身疼浮腫痺疼痿躄種種爲病入裏則氣機

壅塞為脹為痞病時其脉必過糢糊不清或沉細似伏或數滯斷續不勻最似虛寒之脉誤治害人甚速醫家切宜細究舌必生胎病深必板貼不鬆白者濕在氣分未化初時可用苦辛温佐淡滲或苦辛平苦辛寒臨時制宜色黄已化熱矣沉香色熱又甚矣焦枯熱極傷陰也寔症可下虛者必用養陰佐苦辛最穩不可輕下必見胎浮脉鬆方得汗解胎有由漸而去者亦有數日後胃氣漸甦始去者必胎得舊胎浮去兩旁漸生淡薄新白胎方無他虞將作汗脉必浮數汗後脉

轉沉細無妨此因邪去正虛之象得穀數日脉漸浮圓凡時邪為病皆如此不可誤進温補恐餘燄復熾熱病重來以淡食靜養為妙虛甚者甘平之劑調之亦可濕病必用苦辛之品者以其性味能通能降可以開濕之壅也佐淡滲者以淡味得天氣之全也淡即甘之微者淡薄無味象天寓有清肅之燥氣故能勝濕夫天地之間其機猶槖籥之開闔時時不息故能變化萬物其機一停則病一偏亦病一息即死六氣之中寒濕偏於闔燥火偏於開風與暑有開有闔風兼於寒

濕則闔風兼於燥火則開暑氣亦宜分別熱多濕多偏於熱者多開偏於濕者多闔治病之法但能體認六氣之偏開闔之理再能分別藥體氣味温凉升降補瀉之劑投之得當其應如響苦辛之味多開酸鹹之味多闔甘味屬土居中同開則開同闔則闔氣之温者多開氣之凉者多闔性之升者多開性之降者多闔補多闔瀉多開厚味多闔淡味多開淡味既得天氣之全而又能升能降以此改變五味無所不可所謂白受采也濇味則酸之微者多闔用藥之法但能分別五

味温凉升降補瀉以偏救偏投之立應不須某藥入某經某腑某臟治某病紛紛多事也然物物各具太極陰陽兩齊開中有闔闔中有開不過分别開闔之多少耳治病之理用開必少佐以闔用升必加參以降用温佐凉用補佐瀉其機方靈即陰陽相須之道也温邪為病最多不能盡述子醫案可以參閱温熱指南如葉氏所指諸濕病均當細究究究均可以參

治濕法

古謂開鬼門者在經之濕宜微汗之邪從汗解潔淨府者在裏之濕宜利下之從小便去寒〻温宜温中宮脾胃或宣太陽膀胱熱濕必清肺胃兼厥陰肝相火寄體於肝濕熱往往同相火升而為病也相火情志皆能觸動又作肝家獨發火炎上本木主升以體言也丹溪治法最是春夏濕熱升騰多由雷震故雨大則雷愈迅相因而至也濕温病初見多足冷寒熱身痛而痠重甚者頭痛脉遏不利口乾不能飲上身多汗舌

必有胎胎白者邪在氣分未化用半夏厚朴蒼朮陳皮白蔻藿香杏仁滑石通草薑皮蘆根苡仁細辛之類表邪未清羌活防己桂枝茵陳葛根秦艽之類均可佐用如漸黄或底白罩黄邪初化熱前法必加苦寒薑汁炒木通最妙表裏兩徹可渴汗解口乾俱宜知母南沙參以救陰液虚者必用北沙參麥冬玉竹之類此種藥養液而不滯地黄極能壅滯非濕家所喜然陰液大虧之人亦必須用法用開水浸透搗千百餘下再入藥煎藉人力以流通也熱甚者取汁和服如龜板

鱉甲牡蠣石决明均能養陰去濕鮮石斛清熱養陰燕窩清金潤燥體虛者均宜擇用庶乎邪去而正不乏可無内陷之虞如邪已入裏須分別三焦究治胸痞氣逆或神識不清譫語咳嗽諸症瓜蔞薤白半夏滑石杏仁南沙參知母姜汁炒木通苓連之類均用可用此上焦之症中焦痞滿或脹或痛舌或焦黃少津或膩耳聾口渴半夏瀉心法最妙寔症承氣湯以北沙參代人參姜汁炒苓連代乾姜去甘草姜棗加蘆根知母虛痞不甚熱者依原方亦可邪入下焦小便痛濇小

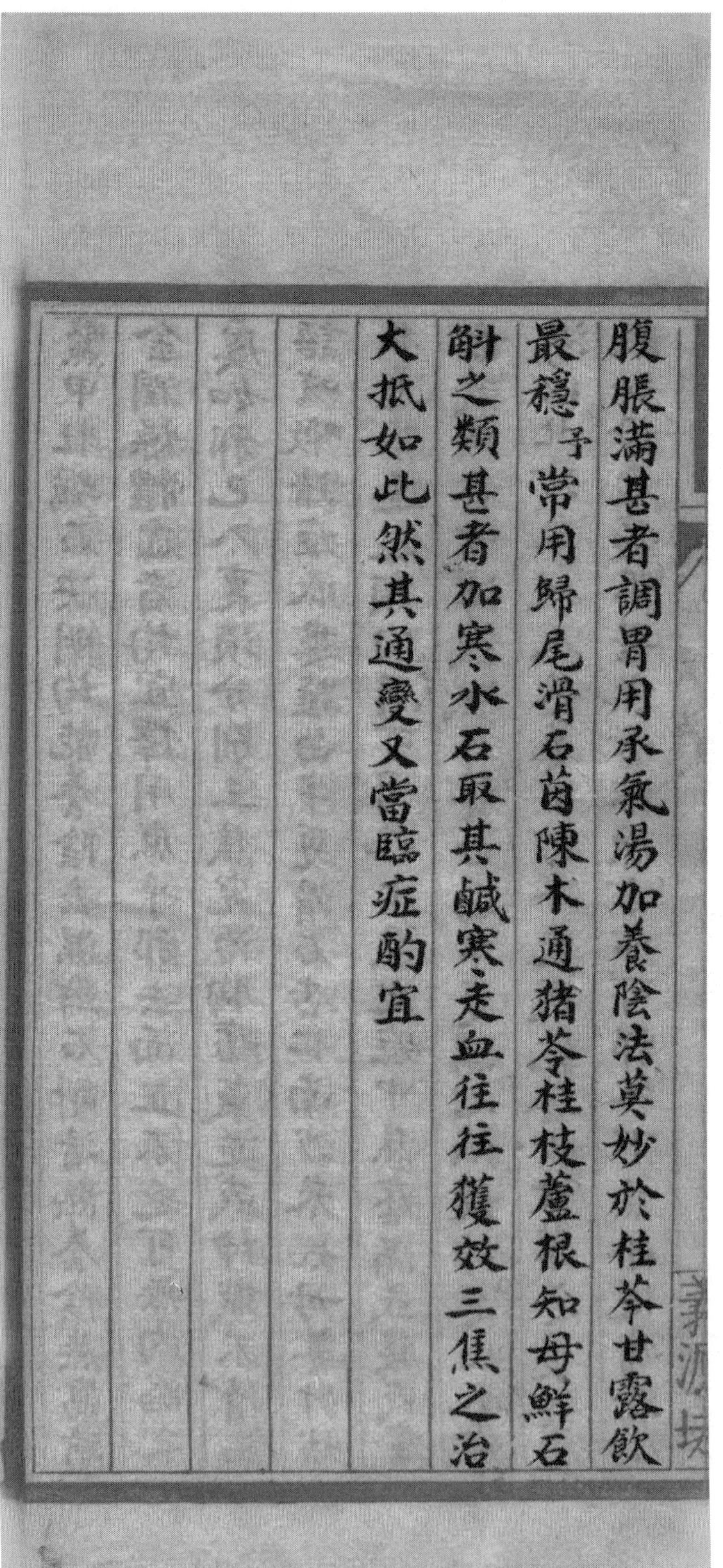

腹脹滿甚者調胃用承氣湯加養陰法莫妙於桂苓甘露飲最穩予常用歸尾滑石茵陳木通猪苓桂枝蘆根知母鮮石斛之類甚者加寒水石取其鹹寒走血往往獲效三焦之治大抵如此然其通變又當臨症酌宜

燥氣論　附治法

古謂秋傷於濕冬發為咳者指初秋尚多暑濕故仍以濕治也秋分以後天之乾金漸降至地則燥氣用事矣燥降則濕潛其時西風常至霜飄葉落地土漸坼大地均成燥象益燥秉乾金肅殺之氣金火同宮萬物枯萎故曰火就燥物類相感而變一定之理也夫人經夏月炎蒸液為汗耗臟腑枯涸或再調攝失宜更致水竭金枯易於感燥燥從上降肺金先受故多從肺家見症乾咳胸滿氣逆或牽引胸臆作痛不能

轉側喘急嘔吐鼻乾唇燥咽疼嗌乾舌燥少津皮膚皺裂寒熱身痛肺主一身之氣氣滯則機關不利一身痛極肺主皮毛甚至肌痛不可手近肺燥則不能運布水精中宫水液既難四布直注下焦腹痛洩瀉或外溢爲腫脉多細濇而動即脉訣之緊者而有不利之象或兼數多發於秋冬之間或天乾少雨之歲雖冬末亦多燥邪有似風寒爲病若誤投辛温發散或見其痛瀉進以温中香燥之品理氣止瀉多致不救每見誤用温燥止瀉不但不能止瀉大便必反下血色似血

料見此必危益燥極不但氣滯血亦瘀敗由上焦波及中下氣分走入營分故也燥屬乾濇之象治之必用潤滑之品剛以柔治微加苦辛之味苦以勝之辛以行水潤燥甘味屬濕土宜以為佐自製解燥湯主之

南沙參三錢 桔梗一錢 瓜蔞皮二錢 知母一錢 薄荷五分 甜杏仁錢半 甘草五分 牛蒡子錢半 薤白二錢 梨皮 甘蔗皮 為引

方用沙參知母甘草保肺養液參以杏仁桔梗牛子方中薄

荷體雖微燥用以為佐微苦微辛能清能散不助燥而能清外感之燥蔞瓜薤白體滑而潤以解在裏之燥且能流利氣機理一切諸痛一二劑後自能微汗而解體虛者南沙參易北沙參或再加玉竹潤燥托邪熱退則宜去薄荷桔梗牛子胸腹痛未止者加欝金五分磨服或咳嗽不止胸前板懣或痰中帶血桑葉象貝麻仁蘇子紫菀百部之類均可叅用兼虛甚者阿膠生地二冬、白蜜蔗漿黎汁隨症酌加如喻氏諸法斟酌所宜俱可擇用邪陷難解者葉氏每用復脉湯去姜桂三才湯地黄湯去苓瀉加北沙參二冬之品如燕窩鴨湯肉湯晚米均能救液潤燥臨時制宜非能預定也又如燥症之初或久病之後宜於温散温潤之品温潤如當歸熟地枸杞蓯蓉柏子仁鹿膠之類温散如細辛芥子桂枝姜汁葱白之類此皆辛潤之品祛邪行水潤燥最妙防風秦艽雖曰風藥中之潤劑較此仍覺其燥也燥病往往有兼濕者半夏滑石體皆滑可佐用再叅細辛芥子姜汁行水去濕而不助燥者也濕化熱者蘆根姜汁炒木通童便炒黄柏竹葉蘆根之

類均可擇用濕與燥及温熱之邪蘆根之為功最大大凡熱邪俱能傷肺清肅一純則一身氣機皆壅為病種種蘆根色白體輕中空其味甘淡外達飢表内通臟腑解飢利二便治肺胃之熱病以其體味均宜肺胃故多取效有一種濕病陽為濕遏不能外達下行凜凜畏寒足冷或誤認風寒或拘有寒則寒之句投以温散其寒反甚但用蘆根燈草甘淡通陽利竅濃煎服之下咽即覺熱從外達津津汗出而解屢驗不爽夫人之汗皆從液化一感人氣之阻滯肺必不能佈水精

行津液故難成汗但辨六氣中何氣為病宜用何藥以祛其邪津液自行而汗自出何泥定用風藥方能發散耶如燥病用潤劑濕病用燥劑熱病用凉劑暑病用清劑寒病用温劑陰虚養陰液陽虚用益氣均能化汗而解今時風俗不拘四時感冒客邪必曰風寒雖在夏月亦用風藥發散輕則紫蘇或羌防荆芥甚至麻桂之品誤行發汗往往輕病致重重病變危醫家病家均不覺察惜哉予另有風無定體論在後可以參閱甲申歲有多燥病冬間尤甚喘咳胸痛寒熱身疼誤

投羌活表劑少頃汗出如水身冷如冰舌瘖不語而死者甚多余曾治同鄉王姓婦如前恙前醫用羌活湯汗出如雨厥不知人經一晝夜見其經日不死知其真陰未敗重用救液潤燥法援之然邪已深陷内外機關全閉又難再佐清解仿林藥刮刺法針十指而音出矣繼以宣絡救液調理獲愈運會值下元之候譬以一歲正在冬令萬物彫枯燥病為多費建中有大運論雖未言及燥邪其意用藥宜從大運之更變不可執一醫家所當深究者也燥症每多雜見非祇前論可

盡喻嘉言繆仲淳劉河間柯韻伯葉天士汪文端公均有發明俱宜參閱如今時之痘症痢症均屬燥病余另有痘症辨正詳述之或問泄痢腹痛俱屬寒滑之象何得仍用潤滑之品為治殊不知痛瀉本非一端燥邪之瀉自有分別邪既傷肺不能佈水液而輸膀胱燥火逼其直注大腸而出燥氣乾滯所瀉必艱濇難出而少與濕邪熱瀉傾腸滑利者不同瀉痢已經亡陰津枯腸濇而燥邪頻追故裡急難下古用香連適足助燥惟養營清燥脉氣一暢即愈庚子年多噤口痢江

北極多醫家遵古法用芩連不效余用石膏清燥救肺南沙參知母麥冬養陰助胃蔞瓜薤白滑利通氣而止痛細辛芥子辛潤行水以外達舌有黃膩胎者夾濕熱也少叅姜汁炒黃連數分投之即愈而食進痛止矣古法治痢腹痛用檳榔木香只殼行氣此數味均能破氣性燥非燥家所喜如敗毒散純用風藥亦能耗液味苦之芩連均屬火味最能助燥兼濕者不得已少用數分必加潤藥以濟之體虛液耗之人一經痢症即憊北沙參當歸生熟地枸杞茯苓玉竹麥冬知母

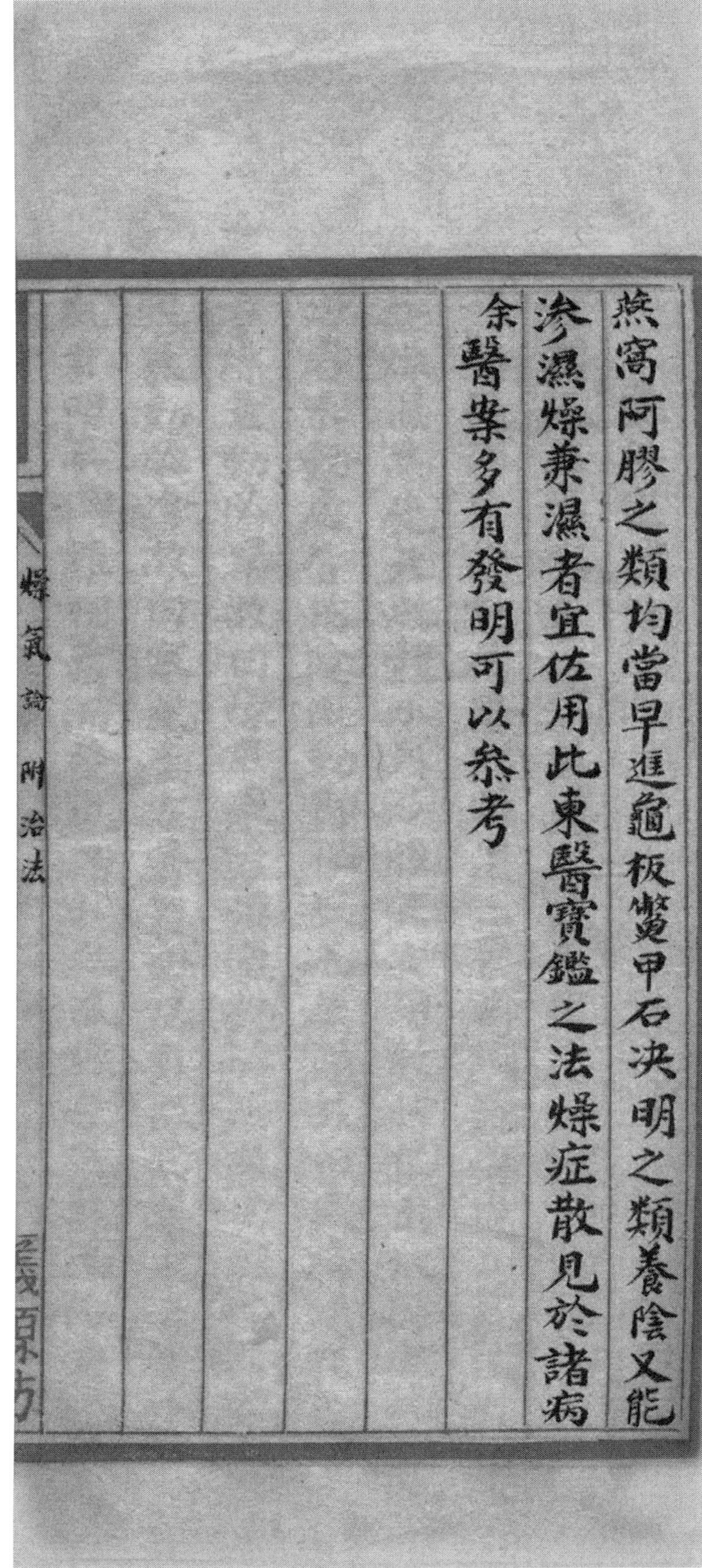
燕窩阿膠之類均當早進龜板鱉甲石決明之類養陰又能滲濕燥兼濕者宜佐用此東醫寶鑑之法燥症散見於諸病余醫案多有發明可以參考

風無定體論

古謂風屬陽邪善變而數通此是不定中之定論物物各具一太極靜屬陰動屬陽以燥濕二氣為綱餘皆從二氣化出蓋燥濕為先天之體水火乃後天之用乾坤化出坎離也此四者未動處皆屬陰既動即化風而屬陽故曰風屬陽邪西方燥氣動必旱故曰燥風東方濕氣動必雨故曰濕風北方寒氣動必冷故曰寒風南方暑氣動必熱故曰暑風古稱八風者四正四維相兼而發也西北之風燥兼寒為病西南之

風燥兼火爲病東北之風濕兼寒爲病東南之風濕兼暑爲病不必另立八風之名也天地之風皆能生長萬物太過則爲病耳但以燥濕乘除爲治自合妙理四方又兼四維而動則所謂無定善變又曰無專者也今人見外感輒曰風寒皆未明風之爲變無定也或曰四時之風吹面皆涼雖在夏月扇動風生亦覺涼爽豈非風皆屬寒乎殊不知風之氣雖涼而性寔主陽無體之體皆陽也陽含陰象巽卦二陽居一陰之上寔乾坤之奇偶所化外陽而内陰但陽倍於陰耳夏令

之熱風一經感冒立時熱症疊見甚至熱極似寒如今時之霍亂轉筋症吐瀉交作肢冷脉厥誤以寒治者往往立斃由未明熱極似寒之理人之營衛太和元氣充足何病之有設有所傷裏氣一虧邪從虛入一分虛則感邪一分十分虛則感邪十分故曰邪之所凑其氣必虛誠是論也既有所感必得汗解邪從表來須從表去汗者人之氣液所化氣液一通正復而邪退矣其不能得汗者法當去其阻遏陰陽隧道之邪燥者潤之濕者燥之寒者溫之熱者清之自能得汗而解不足

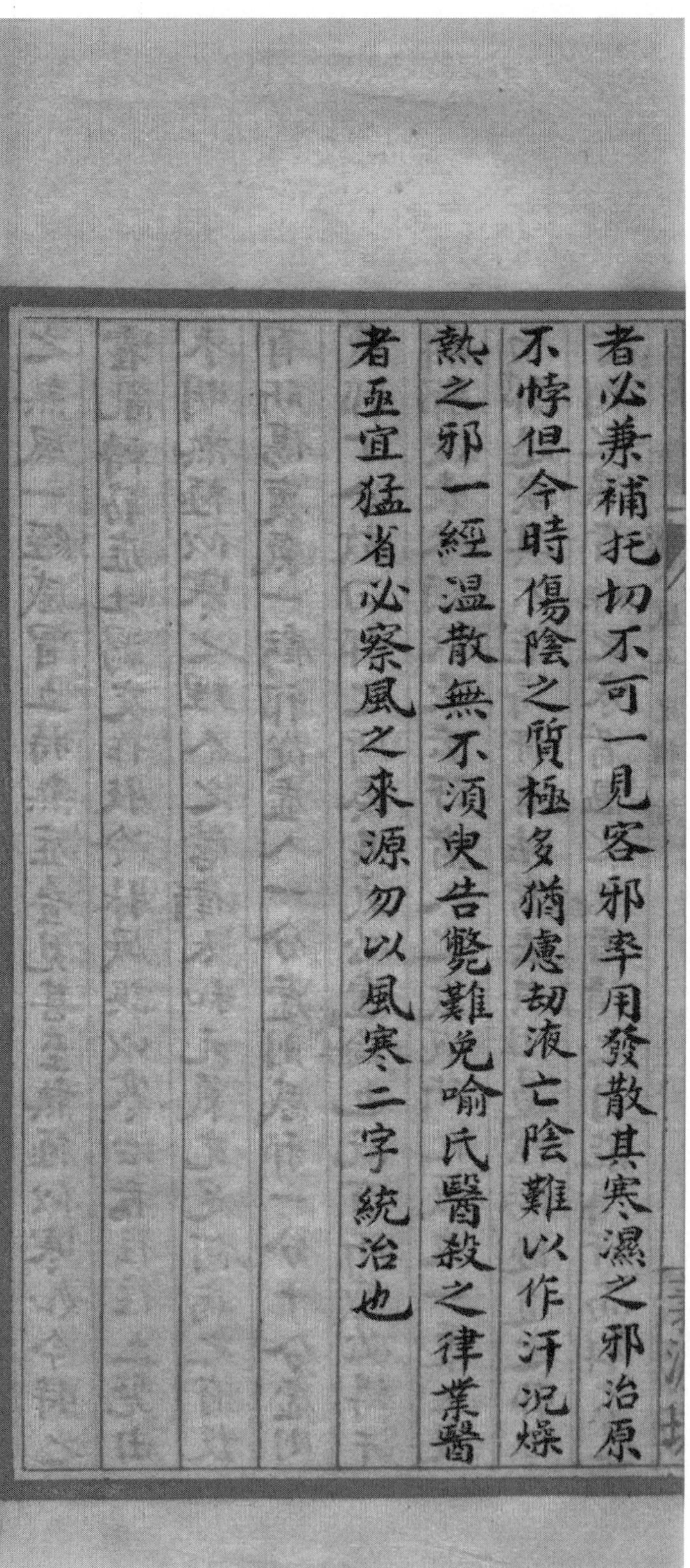

者必兼補托切不可一見客邪率用發散其寒濕之邪治原不悖但今時傷陰之質極多猶慮劫液亡陰難以作汗況燥熱之邪一經温散無不須臾告斃難免喻氏醫殺之律業醫者亟宜猛省必察風之來源勿以風寒二字統治也

暑病論

暑病即濕與熱二氣互釀為害夏月火炎之際全藉水以潤之否則萬物皆成灰燼矣一陰居二陽之內成離既為病必須分別濕多熱多治最不易古有陰暑陽暑之稱最能混人耳目往往暑月惡寒吐瀉腹痛頭身均疼等症誤以陰暑為治投以温劑遺害甚多殊不知前之見症皆濕勝耳非屬寒邪間有投熱劑而得效者濕未化熱也或平日氣虛之人用苦辛温偶為勝濕未嘗不可但不可誤認為寒屢進

必誤為害必速蓋六氣皆從火化况值夏令津少液傷化火更速如大順散之類濕盛未化熱者偶用之方勿認寒、邪多進必誤凡濕多者余濕病論中諸法穩而易效苦辛通降必佐養液夏月時時出汗最易亡陰熱多者全宜救液莫妙於清肺一法肺氣得清肅之權自能化濕於無何有之鄉或從膀胱而出或從汗而解熱濕治在肺千古確論也若熱多者余前燥氣論中諸法均可擇用熱與燥同類也昔孫真人夏月以生脉散為主方極有妙義夏火之炎肺金受困麥冬保金生水，人參益氣生金最妙，以五味子斂其散越之陽，俾之內聚，以助生水之源，即所謂燥與火多開機，故宜用閤劑。今之生脉、六味、八仙長壽，余所致製甘雨湯之類，暑熱之症皆稱神品，即無病時，不時服數劑，可免中暑伏暑之患。暑之熱邪多上吸，屬陽；其濕邪從下受，屬陰。陰陽相遇，混處身中，不但入與陰爭則發寒，出與陽爭則發熱，就此陰陽之邪互相爭鬬，亦即寒熱交作矣。故暑病最多瘧，然此瘧却此瘧與少陽無涉，今時多用小柴胡湯之法，故每無效。服伏暑晚發亦寒熱日作似瘧非瘧初時微寒繼之發熱熱甚於夜次早微汗汗出熱少退但胸腹之熱不除耳往往匝月不退以瘧法治之固不效即以時邪法治亦不應蓋伏暑之病由於夏月傷液陰虛之質内舍空虛陽浮於外熱濕之邪深踞募源猶如廬舍主人浮越於外賊寇得以深入堂奥夏月伏陰在内陽邪處於陰所故能相安於無事雖暫無患必有焦煩少寐少食而少精華之象故至秋凉陽氣漸斂邪與正拒而病作矣邪之淺者發

之速九月以後謂之晚發必深而病劇凡遇此症醫家病家勿求速效之方若初起時誤行發散繼以清熱再或清之不解投以攻下往往亡陰變成痙厥神昏諸症而危者多矣治法須分別濕多熱多莫妙於清金化濕最效熱多者或進桂枝白虎加北沙參麥冬生地玉竹之類或寒已除而熱不退全以育陰救液為重前之燥症門中諸法日日進之重者服旬餘而後漸得胃開脉浮日内可冀汗解或發白痦多在二七三七之外方愈濕多者胎必厚白者邪在氣

分苡仁滑石蘆根杏仁白蔻通草沙參半夏知母之類已轉黄者濕走營分濕症門中半夏瀉心法苦辛宣之一二劑後熱仍不解者亦惟育陰為主或參苦辛以除伏濕待津回液復其伏濕亦退矣余自製宣暑丸不問熱多濕多或暑入心包神昏譫語寒熱不退等症用之以代至寶丹紫雪丹頗有神效陰虛甚者再用北沙參大生地煎湯送下暑之伏深者藉此秋露釀成佐以芳香内走由深達表一二服後仍當育陰為要盖暑之能深

伏者必因陰液之虧故惟內托為暑症確對之法多服方能有濟最怕中途更方往往誤事余治康姓兒甫十餘歲濕多於熱初進半夏瀉心一劑因其脉微神倦即用內托生脉六味湯以生地易熟地日服一劑至旬餘方得胃開進穀身發白瘖從上漸下而得汗解矣中途議論紛然謂如此幼年何陰虧至此幸其父平日見信未另延醫故收全功或曰已服多劑未見有效何也余曰受補便是佳境皆由藥力未及久虛不能即復耳又閻姓者伏暑

多熱傷陰化燥用育陰潤燥佐辛味已得白痦汗解但舌之乾燥不除因思草木之力滋潤究微令服鴨湯而愈鴨能利水而又潤燥也臨症須有定見見之真而治之確自無不效功之緩急速尤當詳察病情之淺深非可一例推也治法散在暑病案中因症擇用自有明效

寍上丸 一名寍暑丸

治一切熱蒙上焦神昏譫語身熱不解或伏暑寒熱似瘧大人肝風痙厥小兒俗稱驚風竅閉等症較近時所用至寶丹紫雪丹蘇合丸抱龍丸尤多神效方用

生石膏 飛滑石各叁兩 寒水石弍兩 再用鮮菖蒲鮮青蒿鮮雞蘇一名土藿香 三味各壹觔 搗汁拌三石末陰乾露七夜又用製半夏醋炒壹兩五錢 黃連姜汁炒六錢 高麗參弍兩 丹皮 地榆各八錢 龜板 鱉甲俱醋炙各弍兩 茯苓一兩五錢乳拌蒸晒乾

生芥子五錢木通姜汁炒兩共取為末再入檀香末叁錢射香壹錢拌勻再用大生地麥冬瓜蔞皮鮮薤白各壹兩五錢用露水煎四味濃汁打米粉為糊再加入梨汁蔗汁蚌水各四鍾和入為丸每丸乾重壹錢明雄辰砂為衣每用壹丸磨服病久者或平素體虛均宜酌量氣血之偏虧再加補藥為引更妙倉卒不及藥引俱用開水服

寒與燥同治論

冬月大地寒冰，若非燥火內濟，萬物均殭冷而死矣。坎卦一陽居二陰之內，以成冬寒，雖屬水，冬至初交，濕土之氣尚在地中，極微未著，惟燥氣最旺。燥乃乾象，不但草枯木凋，雨化雪，露化霜，水化冰，兩間皆燥氣盤結。人感其邪，治以溫潤最妙。惟張景岳之理陰煎、諸柴胡飲，皆用潤藥，再佐辛溫，切於時用。潤能勝燥，辛又行水以潤燥。景岳雖未言及寒與燥之未化熱者，適相符合。但辛熱之品不可多投，六氣皆從火化，寒最易化火者，寒月即燥火正旺之時也今時傷寒症極少吳又可瘟疫論云之傷寒症千百人中一人而已陰症又在千百傷寒中之一症誠哉至論葉氏指南一少寒症之治此二公已窺破傷寒之誤且論治皆以口鼻吸入深居募原由裏達表方解論治在裏者不外三焦立法全與傷寒治法迥別誠補千古之未發江白仙之溫熱論治法立論皆妙治濕諸法最精但燥邪俱混在熱症門中未能分別蓋燥與熱似同而寔別燥邪未辨寒熱之際但用平潤為治兼寒時須用溫潤及化熱方投涼潤治濕亦然但治

濕須用燥治燥須用濕耳陽邪以燥字為綱陰邪以濕字為綱領余故曰六氣以燥濕二氣為綱領也瘧症即濕熱之甚者濕從地升為濁邪汗出必臭濕邪易走營分故有攻下滌蕩之法濁由濁解裏氣一通清邪仍從汗出惟今人多陰虧間有可下之症必佐養營以防邪去正空之虞葉氏用芳香化濁余用清金化濁最妙肺在人身為天天氣既降濁邪焉有不解之理苟可不用攻下切勿妄投誅伐無過致生他變夫治陽以陰治陰以陽知其要者一言而畢紛紛議論反能炫人耳目故醫家

必須返博為約既得綱領胸中自有成見今世註傷寒書者不下數十家均未參透仲景心法是以不切時用惟柯韻伯能括傷寒、雜病為一家六經見症與諸病同治非專為傷寒而設其諸方論某方治某症亦非獨治傷寒、議論高出千古中亦間有發明燥邪處論痓症非濕屬燥寔補前人所未發真仲景之功臣也傷寒、同燥治柯氏雖未全體揭出已露一斑余補論之以為將來之法

五行異體同源論

萬物先奇而後偶，偶則二，奇也。再加一奇便曰三才，又增一曰四象，再加一奇即是五行，五行即是五奇，雖異名而寔同源。紫陽真人曰：道自虛無生一氣，便從一氣產陰陽，陰陽再合成三體，三體重生萬物昌。不但五行異體同源，萬物皆稟一氣也。道家抱一守一，皆深得五行之源、萬物之祖者也。能知其一，一任千變萬化，皆可一以貫之矣。余前論燥濕爲六氣之提綱，然燥濕二氣寔祇一氣，借升降之機以分別爲二也。天之氣屬燥，燥雖

五行異體同源論

屬陽而能降降則屬陰而主闔陽闔於内陰必現於外故冬令雖寒而物反多乾燥陰中顯陽也陽内陰外象乎坎陽降極必升地之氣隨升故曰地主升地之氣屬濕濕雖屬陰而能升升則屬陽而主闢陽闢於外陰必伏於内故夏令雖熱而物反多霉濕陽中顯陰也陰内陽外象乎離陰升極必降天之氣隨降故曰天主降不外一氣之運化隨升降而異名變化無端陰陽互宅無非先天真一之氣所化耳此氣失常則偏偏則病若能察其偏陰偏陽隨其陰陽而治之無不立愈至人知此先天一氣

執而守之不但不病且可長生吁知此氣者鮮矣或曰五行明明有五東曰木西曰火金南曰火北曰水中曰土子論皆屬一氣亦有說乎余曰試舉目前可觀者言之天地是先天一氣所化天之氣屬陽故曰一天一生水者水從天降也水之澄汀在下濁者在為土土即是地土生植者曰草木是為地毛古稱無生植之地曰不毛是地土之堅者曰石古人謂石為地骨石之最堅者即是為金獨火藏於木石水土金之中動則火出故鑽木取火擊石取火戛金取火掘土亦可取火煤炭之類皆能生火江湖

水動處亦多有火海爲火谷及油酒之爲水類均能發火即此可見五行皆生於天成於地而天地者即太極中一氣之所化也推原其本又何有東西南北中之分耶及其化風於四方亦即此一氣所變此氣本太和之氣太偏方能爲病耳火從地升故曰地二生火木生火者言其一端耳天有日之陽火星之陰火人有相火有君火觸物而生感情而動者有位之相火也寂然不動感而遂通者無定之君火也然種種之火均虛空一點真陽以爲之母静則安位不見動則隨處發生自然之火能生物星日之

火也擊動之火能傷物地上所取之火也人身亦然相火安位不動則不病心旌引動則為病人之內傷不外君火引動相火煎熬真陰陰虛則病陰盡則死相火無所依附同君火均去而人死矣但君火非指腔內肉團心之火乃本性靈明無定之火在人身為真陽亦即天地之真陽也人之初生藉此真陽附於形軀以為生生之本知之而能不妄動終日守而保之則無病而延壽否則漸耗真陰陰虛則陽浮而為種種之病內傷之症雖有五臟之勞七情之傷皆不外妄動之火煎耗形軀之陰色慾之傷

亦由心動故保身之道惟培植後天之陰精以招攝先天之真陽如陽燧之取火方諸之取水借此有形以招無形能招無形之陽常主靜以守之即是却病延年之道人身雖有五臟六腑之名不外圖圖一個形軀皆後天之陰物亦與地之土木火金水同此一理形軀本父母之精血凝結而成故人象地猶水之澄汀在下其濁者凝聚爲土而成地體也包地之外皆天之燥氣人身亦然不但人與地内濕外燥一切飛潛動植無不皆然故盈天地之間不外燥濕二物此二物又皆稟先天真一之氣故曰五行異體同源也

内傷大要論

百病之源皆由内傷若無内傷必無外感因於内傷正氣有虧邪乘虛入故曰邪之所湊其氣必虛千古不磨之論但此氣字有陰陽二種醫家尤當體究内傷之源不外心火妄動耗散真陰真陰者即人身内養形之精津涕唾氣血液七般陰物耳正陽真人曰精津涕唾氣血液七般靈物皆陰蓋人身藉七物以招攝真陽交紐而生再將所招之陽靜而勿動則形固無病否則妄動之火日刼真陰真陰虛一分陽去一分其去必自下上騰

多見上盛下虛之症上寒下熱之候雖爲病種種不同皆由真陰内奪奪盡則死矣人之有液如草木之有汁燈燭之有油有油則燈燭長明而不熄有汁則草木長青而不枯古歌曰欲作長明燈須識添油法故内傷之法首重補陰須藉血肉有情之物填得陰回陽自來復油足則火自明也設有浮而難潛者佐介類以潛之妄動之火爲龍雷相火不時飛越欲以涼藥直折則其燄更熾如春夏濕升化水之際龍雷多動相火隨濕熱俱騰雨勢愈盛雷光愈熾必得西方風起天之燥氣下降則龍雷皆潛而火勢熄矣介類得

金之剛氣故其甲堅象金得燥金之氣故能潛陽勝濕且可借血肉之體以補陰古法用桂附和滋陰藥以為導龍入海之法陰精不甚虛者暫用有效陰液大虧之輩投之不但不能育陰剛猛之性反有耗液助燥之患受其害者多矣夫外感不外燥濕兩端內傷亦然血虛生內燥氣虛生內濕內燥則外燥湊之內濕則外濕湊之燥濕二氣互相為病實不啻同氣相求也見症雖多但能分別何者為燥何者為濕濕病用益氣燥病用育陰或與外感之燥濕兼病者即用前之外感燥濕諸法治之此則內傷之大要也至於見症之

多端醫案中逐一發明可以參閱今將内傷之病揭出三等以分淺深用概其餘勞力之人肩荷粗重奔走勤勞以傷其氣其脉必大或弦仲景所謂男子脉大為勞勞傷中氣也或脹痛諸恙叢生倦怠少食甚至吐血咳嗽皆中虛不運不能砥柱中宮熱浮於上此等虛熱用勞者温之諸藥分别輕重補之再加休息自可就愈此内傷之傷氣者其傷較輕勞心傷神之輩或卷牘煩遽或百計經營多方謀慮心旌無片刻之静心火内沸勢若燎原陰精日耗但藉一夜静息之生一陰不敵五火以致虛陽諸症

百出吐血咳嗽怔忡驚悸盜汗蒸熱虛煩少寐遺精白濁之候種種困纏不一而足脉必濇數或兼浮大而搏蓋搏濇之脉陰虛化剛之象勞心不但傷神並能傷精故較勞力之傷為更重治之必當怡情靜養寡慾生精再以育陰填補諸品培助血液多有得生者危莫甚於勞色必先動心以傷神再勞形以傷氣縱情妄洩以傷精一旦精氣神三者皆耗百無一生矣見症亦如前象種種不一必多顴紅氣短音啞羸瘦形脱諸症脉必數而且疾指下現剛勁細濇諸象凡物無汁既乾乾則硬而堅脉象

亦然陰液大虧者脉必勁濇堅硬之脉是為燥之剛象亦猶濕病脉多濡濫物見水必軟而柔此皆理之易見者也燥濕二脉由此可辨虛勞之症大都陰陽不紐上盛下虧上盛非有餘是虛陽亢塞不潛先天與後天漸離而死世人欲以區區藥餌療之宜乎無效治法宜趂先天未絕急用返還功夫以延其命常人皆由精化氣氣化神神化虛此為順去而日損之人多不治知耳但能除去妄念時時虛其心致虛極守靜篤吾以觀其復此老子心法也蓋虛極自能生神神生氣氣生精精又生形此

由先天虛心以復後天即返還之道也王溪子規中圖說論之最明却病如神功勤指日可復又云一息尚存皆可復命古人不誑我也世之患風勞蠱膈諸危症果能靜養自然神與氣交遍身內外關節歷歷有聲百脉自通宿疾自愈採先天無涯之元氣續我有限之形軀不亦易乎古來內傷諸病名目甚多紛紛立論傳方病之淺輕而先天未離者間可獲效否則均不免於一死深可歎惜淺而言之治內傷諸症不必分別門類但以傷精傷氣傷神酌其淺深或補陰補氣為治外感

病後客邪未清參兩治之亦可若先天乖離之症非靜養無功古人五勞七傷多立名色徒屬煩鎖殊不知七情之發傷神傷精均係心君所主五臟之虛即是勞形傷氣所致一个圓圇之軀百脉相連一體相生豈有此虛彼實之分别乎故曰勞皆傷形之氣七情均耗心之精神歸其要無非津精涕唾氣血液七物為形之輔心身為之括此指後天血肉幻化之心身故隨大化之陶鑄變易生死若能悟得未生我以前之心身方不為造化之規弄可超出五行之外矣

察脉神氣論

自古論脉代不乏人均是依經傍註議論衆多分别繁雜以致後人無所指歸徒興望洋之歎張景岳高鼓峰皆有删繁從約之論頗得脉之大體以胃神根三字為診家精要誠千古妙訣高鼓峰以圓為病愈此圓字又得三字中之神髓矣可謂脉法金針蓋圓者必通人身氣血既通何病之有且圓融乃精神貫注之象人身得以精神貫注必不死矣人身以精氣神為三寶神又總括三者但以神為主氣為配乃察脉之大要精即氣也

察脉神氣論

神與氣足以辨死生再以剛柔二字究其病情剛脉即古人之所謂動濇緊搏之脉也按之堅硬彈指尖滯括手之象皆陰虛燥病之脉凡物燥必乾濇堅硬陰虛則津液虧既無水液灌潤勢必乾燥故以剛脉屬燥病柔脉即古人之所謂濡軟濫滑之脉按之如綿綵濕泥軟柔之象皆屬氣虛濕病凡物少氣鼓撐再經濕水浸漬勢必軟濫不振故以柔脉屬濕凡柔細少神者屬氣虛剛大少神者屬血虛此內傷之大要也外感客邪脉必沉遏似數似緩模糊不清再以模糊中辨剛柔之象以別燥濕之為病

究客邪之淺深須在浮中沉三候察之數脉是邪鬱化熱之故有虛實之分不得專以火論舌胎潤滑不乾而畏寒者不拘燥濕均未化熱可參溫藥以助化熱蓋六氣皆從火化而解也又如舌胎滿板而厚者主濕濕屬有形之邪故多顯胎再以黃白乾潤辨寒熱燥病間有薄板胎者濕為燥遏不宣所致也非若濕病之厚膩燥甚者舌光無胎陰液大虧者常有之病將退脉必漸浮胎必漸鬆脉浮至表日內必得汗解汗後脉必沉細不相接續正虛未復也雖沉細脉不糢糊與前之邪遏不同遏脉

與圓脉反過者病脉也燥濕均有之數日後得食增虚回脉轉浮圓矣故浮沉不足定表裏緩數不能辨寒熱外感之症必有寒熱以舌胎為辨縱日久者亦必有畏寒熱之時或有畏寒熱之處若虚勞咳嗽之寒熱陰陽偏勝為病脉濇數而細者多不治此與外感之寒熱不同虚勞之熱發在病之後外感者之熱作在症之初但以剛柔二脉為大要浮沉緩數大小六者察病之表裏虚實進退之情蓋燥濕即是乾坤故以剛柔為脉體浮沉緩數大小六脉為行度變化以察病機如坎離二氣行於六

虛之度化寒化熱之不常也再以神氣二者審其盛衰生死診家已無餘藴矣余以神氣二字易胃神根三者尤為親切蓋胃即神也氣即根也古人以重按有力為根或尺餘脉為根未得根字之神常見尺脉有力餘脉按之鼓指不治者甚多猶木根深入地中而死者不得氣也大凡浮沉緩數大小剛柔八脉見之太過名曰直臟脉病必不起如木根必不但下垂必須旁縧細根四面牽紐得四方之氣方能禦敵風威四隅之根氣盛方得四佈人之脉亦猶木之縧根不但下

至尺深至筋亦必按之兩旁與肉連絡似乎一片如是則血氣相紐營衛未離謂之有氣有根病雖重必無虞常見虚怯老邁之人其脉獨然一条直來直去似與肉不相聯絡陰與陽分是曰無氣蓋萬物非氣不能融貫通連也故曰言根不若言氣氣之為用大矣哉故曰有氣則生無氣則死營虚之芤脉正與氣虚之脉相反兩邊聯絡中有深槽一条動來而軟甚者亦濇用填補之藥可復根未離也芤脉只可辨别營衛之離合虚實不必另作一種脉論胎脉滑脉動即脉之圓潤

之象故有生育古謂緩時一止爲結數時一止爲促準定至數一止爲代此皆脉之不相接續者但以剛柔二字别其燥濕神氣二字察其生死如外感脉多有乍數乍緩甚至數息不來輕取指下又顯此皆氣血爲邪所撓不能如常行度一遏字足以盡之古法以三部九候辨症此亦據理而言其實不然從無寸脉數而關尺不同尺脉數而寸關另别者區區僅一寸之脉地而又强分三部五臟六腑甚至奇經斜臟腑内外之别殊不足憑左右之病脉有左右之各别或以左右之大小别

察脉神氣論

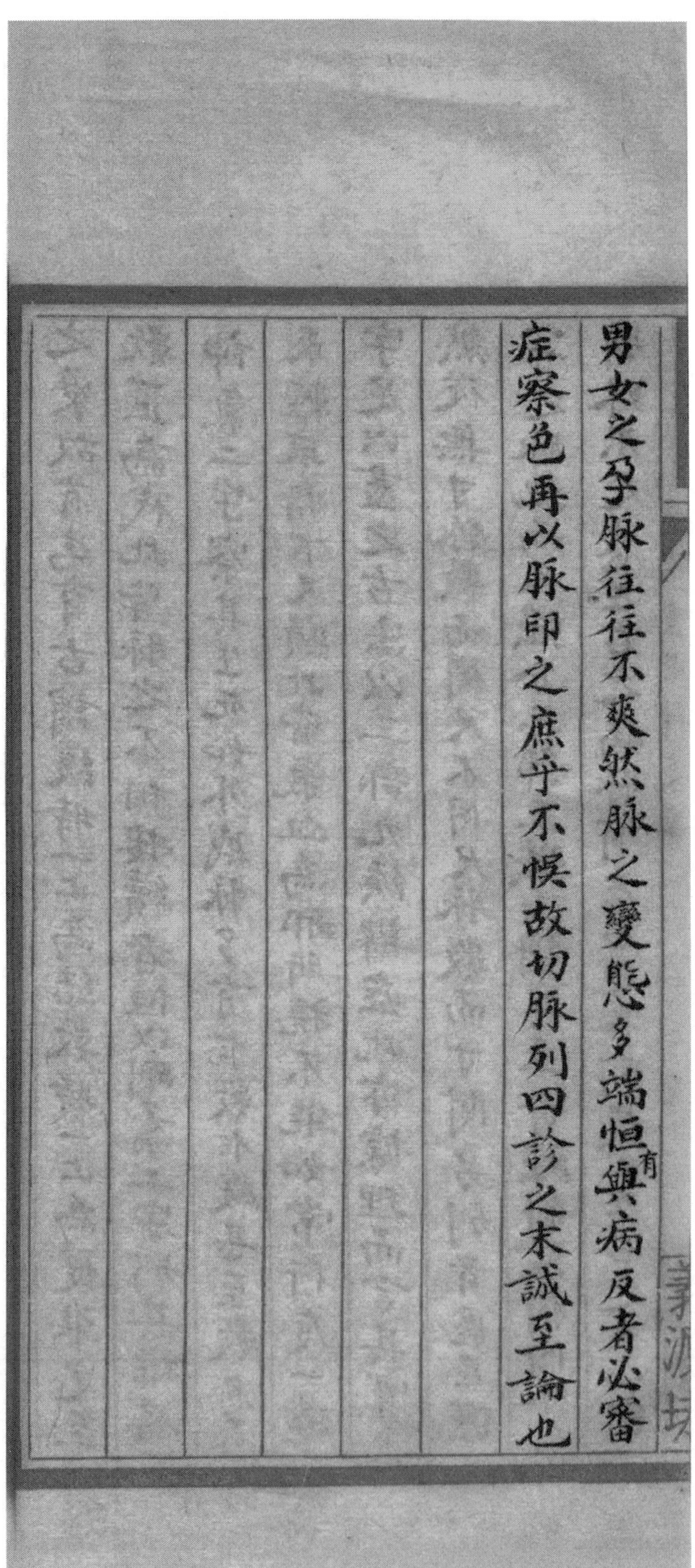

男女之孕脉往往不爽然脉之變態多端恒有與病反者必審症察色再以脉印之庶乎不悮故切脉列四診之末誠至論也

外科燥濕分治論

外症亦燥濕二氣為病或從外感於鬱肌肉或由内積發於筋骨之間但以上下兩截分别施治臍居人之正中燥從天降故多上吸見症多在臍以上濕氣由地升多下受見症多在臍以下濕症多壅腫易腐爛多濁膿穢水濕善升易達於表故濕鬱者多成癰燥症多附骨堅硬不變最難穿潰其體乾故難成膿燥善降病深沉不易外達故感燥者易成痼潰後膿少肌肉堅硬易生管甚則堅而成多骨硬強之類皆剛

外科燥濕分治論

象也後來誤認燥症為陰疽為寒、亂投辛熱剛藥加以艾炷燔炙傷生者比比背瘡尤多燥病世人以陰發背名之究死者極多余嘗以潤劑治發背乾枯無膿平塌者亦服立轉况其輕者乎流注遍延不問潰與未潰多與潤補加辛通計日而愈痰核瘰癧亦然蓋因燥極筋急拘攣成串似瘡從來竟以痰治之何耶此症不但内服養營潤燥外貼亦宜潤藥猪脊髓同松香搥貼最妙已潰者再加龜板末摻口内指日收功至於麻風廣瘡痘症疥癩乾鮮臘瘡筋瘤症諸乾硬之象均以燥病治之不必分别經絡症之名目濕病亦然濕病外當糝以燥藥滲水六一散為濕症要藥人所未知燥症石膏亦妙揔之以燥濕二者分别施治不必拘泥古法海浮散乳香没藥有油惟性潤故為妙品濕病去膿既多亦化為燥矣用之最效或佐石膏六一散亦妙海螵蛸勝濕清熱而不耗陰龜板亦然濕爛癱瘡足瘡流水穢濁者尤稱神品腰部以下痺痛古法雖有風寒濕之分當以濕病為綱化熱化風者間亦有之濕從下受易走血分同類使然視其足彎青脉顯處刺之出血内

服濕症門中諸藥立愈肩背兩臂之痺痛多燥病清燥育陰佐入介類必效間有濕鬱不化者參苦辛亦可下部濕病久延傷液燥者亦常有之宜佐養營此皆外症之綱要治者又當臨時體察而治之萬病之源無非燥濕為本化陰化陽為變醫者必察其變而治之內外諸症盡之矣或問痤痤疹既屬燥病何故下部亦有蓋燥氣雖上受亦常下達但餘談耳較之上部甚輕痤症多在頭面者燥邪上受也故必頭面漿好方保無虞燥邪得潤澤而化下身常有無漿疱薄之症不

致無救雖有餘燥下達勢已微末故無妨論治載在痙症辨正跌仆損傷非内外邪擾依古法治之可也損傷去血已多往往發腫發痙古以破傷風治多不效此亦血虚内風為病大劑補陰熄風用生地當歸龜板鱉甲桑葉沙參玉竹女貞子之類加減治之又有猘犬咬傷雖從外受余常以燥邪治之均愈蓋犬屬戌土故常喜嗅地亦同氣相求之理或適毒蛇藏伏之所致中其毒蛇乃尖長之體木火之象居於濕土之處性多熾毒蛇無足而阜行又有乾金之燥象燥則乾急故燥病最喜咬物犬中

其毒吸入口鼻内舍心肺故致神識不清如痴如狂之狀爍火熾盛亦如蛇喜咬人人中其毒多由下部受傷漸傳上焦神明亦爲昏蔽病亦如狂面目紅赤全似時邪之象古法均以班猫製服以毒攻毒攻令從二便外出或有成塊似犬似物之狀此亦同氣感變之象病常不救者十居八九盖班猫性極燥熱誤用適以助邪反有刼耗陰液之害二便所出成塊有形之物即燥病之徵亦如痢症之膿血淋症之膏石皆燥病也余每用大黄雄黄白芷煎水洗去惡血或佐童便爲引以濁入濁必令先擠去

織水再用大黄雄黄白芷末密調敷患處以拔餘毒蓋此三藥能解蛇毒甚者仍用前三味再加北沙參玉竹杏仁硃拌麥冬蘆根黎梨蔗汁之類煎服陰虛者加生地虎骨亦妙龜板亦妙發狂者在所必用邪去神清方可勿藥或有仍畏鑼响聞之狂妄驚駭甚至救療莫及者皆由適為邪擾傷陰肝胆液耗再聞金聲木畏金制況燥邪亦屬金燥又有金聲相應之害余姻婭俞翁之女為猘犬咬傷以前法敷已愈未服善後之藥一聞鑼聲即時張皇恐懼幾絕自飲冷水稍安從來犬傷之症往往聞鑼

而殆者均知莫救愈翁已聽之天命矣因來如皋述病狀余用生地龜板硃麥冬、虎骨棗仁遠志桑葉北沙參玉竹服之遂愈後聞金聲絕無恐怖蓋病後液虛失於填補再以響聲引動虛陽腎虛則恐膽虛則驚心失腎水之濟肝木之生故驚亂無主神遂離去而死余以滋補潤燥從源頭救治最妙用虎骨制犬熄風而能辟邪焉有不效之理古人從未發明含冤殞命幾不知幾多矣惜哉備此一條於外症之末以救將來

醫心論

心本無體何須醫治及其一動有迹可尋即當因流尋源正其心以誠其意何病之有意即心結聚之端倪不言意但言心可也心自化意以來常人昧却誠明之義以致靈明失覺妄念日增生出種種危病故曰人心惟危心既病則神亦病神病則形亦病内傷之病雖有種種名目以精氣神三字括之仍覺多事但以心字盡之可矣既有内傷自有外感内傷之因但認心字爲要或曰孩提之子亦有不足之病豈亦由心乎不知童子

雖屬無心亦由父母胎患妄念不除終日勞頓神氣已傷縱有生育胎元早虧體質未充所稟甚弱感邪極易或再失於檢點客邪一侵往往釀成莫救皆由胎元先薄也常見小兒面澤神充者必少病而易長奈元會之氣漸薄童年知識早開故多早敗亦由心動成妄故内傷之源不外心病欲以區區草木而療心病宜乎無效古人有以心醫心法極妙但將妄念之人心漸漸磨去道心自可漸明道心既明時時保守不昧與形軀常常混合浩然之氣日集日生真氣漸旺則向來積病自消一

身內外無非太和元氣以為之主不但內病全消即客邪亦永難為害古稱真心曰大藥此藥人人具足奈人不肯服耳一心療萬病不假藥方多誠有之也

元會大運論

醫書有五運六氣司天在泉之説是言十二年一紀猶一年十二月有四時寒熱燥濕迭運之不同人感其邪則為病各異此乃小運耳依以治病多有不應獨費建中有大運論言古來用藥如張朱劉李四家之方各有所偏不能相同者皆從大運為更易也大運當以六十年一更變故見症有不同用藥則宜隨時立法不可拘泥此論能補前人之未發惜建中用藥偏於攻破蓋其時當我

朝

定鼎之初地廣人稀兵火之餘猶一年之冬末春初萬物蕭條重新生發元氣正旺縱使誤刼氣血猶能支持惟所著痘科諸方不足為法耳然大運非但六十年一更須當以元會迭更為是邵堯夫先生著有皇極經世計數以三倍六十共成一百八十年為上元再一百八十年為下三元共三百六十年為一大三元三倍三百六十年共計一千零八十年為一會昔日原文以一萬零八百年為一會今之綱目易知余宗海方鵬二公俱論千字當是百字萬字當是千字此理最確以理推之不爽共以

十二會爲一元一元亦猶一年十二月之氣運自子至巳濕與火主事自午至亥燥與水主事自夏至秋火就燥也自冬至春水流濕也此是大運氣化之自然初會子丑天地雖闢猶在夜間人事未興至寅以來人物漸盛自有曆甲至巳今已歷十二週三百六十年共計四千三百餘年綱目易知又載天地人三皇共計壽一千八百年其中至黄帝造曆約計有數百年自寅至今約計六千數百矣自寅至未六會運共計六千四百餘年今適當未末申初猶一年之夏末秋初燥火極旺近世故多燥火

為病雖有小運之迭更已是極微極末醫家首重綱領得其大要臨症自有主持從來見症各立名目未言致病之大源故後學無從指歸又未詳論大運之變更致使醫家病家執定古方不知隨時立法之理誤事多矣茲發明元會大運之理燥濕化熱化寒之機因變知常以常馭變立法施治庶幾心有權衡理無乖舛

醫法順時論

時運遷改則其氣有變大都總以偏乾偏濕為乖厲之氣故以燥濕為病之提綱或兼寒兼熱為變若論常行之度則以子到巳主濕午到亥主燥此是一年之更换偏乾則多燥病偏雨則多濕病年歲亦因水旱為災人為萬物中之一物既同處天地氣交之中亦隨感其燥濕而為病此理勢所必然醫家能隨其氣而施治自無錯誤但二氣之為害水災猶有可生之物赤地千里其害更甚故人之感燥其病尤烈如近年之轉筋霍亂

爛喉痧毒治不得法經日輙斃較緩者如瘟疹瘧痢伏暑諸症不知潤燥之方誤事不少況今大運已轉燥火之時百病均宜防其化燥余之醫案補出燥病皆自古未發明者各立醫法以為治療之式宋時郁子藏書載醫藥云古有古之天時人事今有今之天時人事治病不得一例而推當隨時立法製方古人原有確論奈時人未之察耳

藥味隨運變更論

蓋聞天地絪緼萬物化醇，是知萬物俱從絪緼之氣化生。絪緼之氣既隨天時遷改，萬物亦不得不隨之而變易。今當大運燥火司天主事，物亦從之而變。燥屬金，其味辛；火象焦，其味苦。故今之藥味多變苦辛，如露水古稱甘露，今則兼苦而微辛。天地之氣醖釀之中已寓燥火之氣，故草木亦從之而化，多變苦辛之味。如金釵石斛，味本甘淡，今則不然，出自四川者變苦，尚少出於廣西雲南者，苦味尤甚。蓋四川居中華之西南，廣西雲南又在西南之邊遠西屬金主燥味辛南屬火味苦故味之變又苦辛者多麥冬川產者變辛味頗多杭州所出辛味較少如霍山之石斛味仍淡地近中州故未即變木通本草味稱甘淡今則苦勝黃連南中園蔬如菘菜俗稱青菜本甘滑之品亦變苦辛雖物類咸變之不齊而兩間之氣均從燥火變化可徵自明季遍生烟草今則以為常食之品烟草味辛辣亦燥旺之一端時人喜吸烟者蓋由時行之氣習俗易趨此亦同氣相求之理烟草體微潤而性温今時之乾燥又藉此以潤之故好此者幾等

習與性成但性温而兼火吸終日吸之陰液元氣因此耗散故本草有暗損天年之説理有之也終日食之體旺者未見其害質薄陰虚往往吸之多成勞怯此又人所不覺更甚者通來之鴉片洋烟竟為中國之妖氛為害莫大於此另有戒食洋烟論在後然天地造物最巧氣運既偏燥火而生物又變同類以制之如藥之變苦辛是也苦味屬火火能尅金用微苦味治燥以制勝之辛味屬燥燥屬金金能生水以濟燥火辛又行水以潤燥而散火還以燥火之味而制燥火之氣故曰最巧然必擇其體

潤者凡藥體軟多汁多油皆能潤乾脆無汁者體燥先言
體者以實而能融虛也已經燥火傷耗陰液者又當用甘鹹之味以
濟之鹹屬水能濟火補水甘屬土能生金而潤燥如食物之白蜜
梨汁蔗漿猪肉鴨湯燕窩海參人乳之類此皆體潤助液補水
潤燥宜食之品藥中二地二冬沙參玉竹當歸枸杞柏子仁知
母蓯蓉坎氣河車龜板鱉甲蚌水阿膠之類此皆今時燥症
門中之要藥客燥外感生石膏為清燥神品外有石膏論
發明於後又加瓜蔞薤白牛子杏仁細辛芥子紫菀貝母生蘿

蔔前胡南沙參桔梗薄荷元參蘆根之類皆為客燥要藥白虎湯客燥之清劑方内之甘草雖有甘能解燥毒之力而體不潤或用白蜜拌蒸可也予嘗用白蜜以代之解毒潤燥殊勝甘草此時燥火炎炎大地火坑予欲轉回清涼世界故常用滋潤之品以救焦亢予製清燥湯澤生湯甘雨湯滋苗助液湯安本解燥湯清燥衛生湯均為潤燥救陰而設如喻氏之清燥救肺景岳之玉女煎一至五之五陰煎補陰益氣煎均與燥症的對之藥俱宜擇用

地天泰論

吴醫彙講載人之身象地天泰言眼目兩耳鼻孔均兩竅偶數屬坤象地在上口與前後二陰之竅均奇數屬乾象天居下故人得地天泰而有身此論似是而實非蓋地天泰天地否即水火既濟火水未濟此易言燥濕水火之氣往來迭運消長之理非尋位顛倒之義天上地下是為定位燥濕之更易與水火之升沉日夜迭運是謂流行日間日升於天是謂火就燥日屬火天屬燥日之火光在上則天明火與天均上現是謂天地否即火

水未濟夜間日下沉月乃現露水降於地是謂水流濕月屬水地屬濕日沉天晦火在下則天之陽光在下露水降於上日火潛於下是謂地天泰水火既濟夜氣静人得安寐萬物歸根生氣來復故曰泰曰既濟晨興萬物發動人事並事作神疲氣倦故曰否曰未濟然非日間萬物之振作天地皆爲冥頑矣動静互成陰陽並濟相需之道否與未濟勢所必有不能偏虧者也易曰男女媾精萬物化生人爲萬物之靈實能造化天地故與天地並稱三才天地藉人以顯人藉天地以生人身上部耳目鼻皆

偶數象地上接天之氣配成乾坤臍與二陰皆奇數像天下吸地氣亦配成乾坤口竅奇兩乳之竅偶自成一乾坤故人之形質上配天下配地自生奇偶又成一天地此乃三才自備於一身豈非萬物之靈乎道家謂人身本象天地鼎爐藥物皆在身中内蓄浩然之氣日積月累用之不窮再能悞得上接天氣下吸地氣之理使三才合一凝神還虛即長生之道何病之有人身之内上膈心肺居之肺屬燥心屬火火就燥於上焦象乎天脾屬土腎屬水同居下焦象水流濕其肝胆猶地上所生之

木腸胃膀胱猶江河水道運佈水穀之所水穀之氣上薰心肺化成血液以養百骸猶地氣上升化成雨露而滋萬物夜寐則心氣下交於腎是為坎離既濟此是內坎離若外坎離又以身為坎為地身外之虛空為離為天日間神氣外用是為否否者疲也所謂未濟夜寐神氣內斂於身是謂泰泰者安也所謂既濟古歌云別有些兒奇又奇心腎原來非坎離此指身心為坎離也日間能使坎離常交心身混合則是虛心實腹之義可為勿藥真詮衛生要訣最簡最法之道奈世人不肯為耳予前

之內傷大要論已指述精氣神為人身之實寶古人諄諄告戒不可妄洩時常保守必無內傷諸累且能外禦客邪攝生者亟宜慎之及內傷已成徒藉藥餌曾有何濟草木無情之物外感客邪暫用宣解施之內傷則誤愚人終日修合丸藥吞服而恣情縱慾更有依古法製成方謂溫熱之品能助命門服之不已以為培補可恃而傷精於色慾陰精一虧虛陽常沸再以桂附諸熱藥重刧其陰往往目盲惡瘡偏枯痿廢諸恙叢生而死繼之殊堪嘆惜亦多由誤於古人稱熱藥能補命門相火

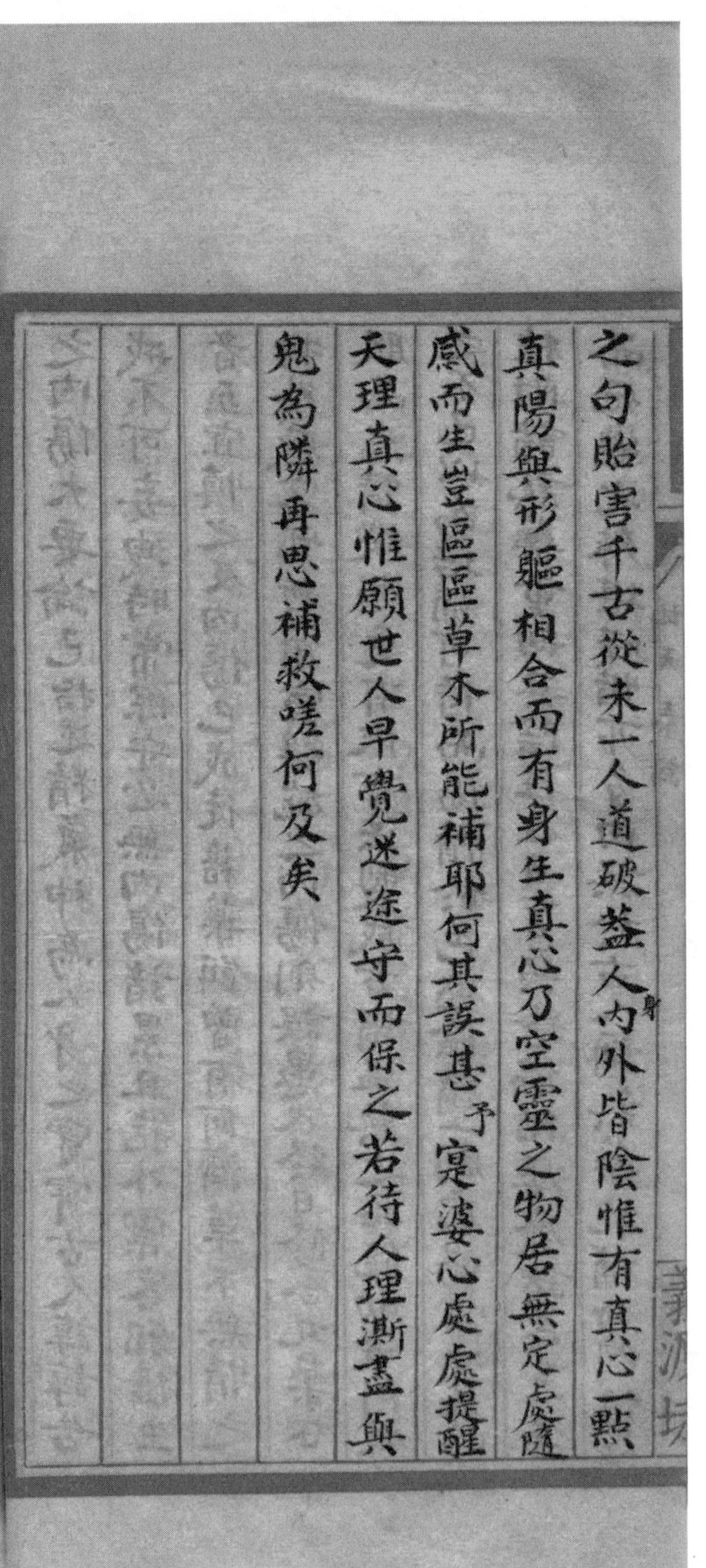

之句貽害千古從未一人道破蓋人身内外皆陰惟有真心一點真陽與形軀相合而有身生真心乃空靈之物居無定處隨感而生豈區區草木所能補耶何其誤甚予寔婆心處處提醒天理真心惟願世人早覺迷途守而保之若待人理澌盡與鬼為隣再思補救嗟何及矣

醫主意論

前人謂醫者意也真心之體無方無所應事接物乃見真意世人由有意而生無意而死意妄而病一切吉凶禍福衰老病死皆一意為之也意之為言大矣醫家更當保而慎之蓋人能保意不失則自誠而明靈妙無窮醫家用以治病隨手拈來無有不效蓋靈明之意愈涵愈妙靈如寶鏡之光明物來一照便知此中精氣神三寶俱足以我之精氣神有餘醫病家之不足自臻神妙或曰用意則可勿藥乎 子曰用意治病是最上一乘不得

醫主意論

已用藥之落二乘矣然用藥治病亦當參之以意無情之藥以有知之意用之方靈如燥病必用膏子藥此是乾藥變潤故可去燥濕病必用丸散此又以濕變乾乾能勝濕散能滲濕液虛之質而又病濕又當濕燥並投濕多則多燥藥少佐潤藥熬膏和丸以治之液虛較多者則膏子多於燥藥加蜜為丸服之自效客邪初熾不問燥濕寒、熱均用煎劑用水以盪之之義但藥之燥濕溫涼必審明確分別輕重如氣血方經邪壅而陰液又虧又必用潤補之品再加人力搗之拍之自能下達旁行而不滯火炎上逆急欲下達用水多揚之則下行迅速水能趨下而降也氣滯於下欲其上升外達煎藥用猛烈武火以烹之藉火能炎上而散也按摩推拿針灸均皆寓意於宣通之中又或謂予所用藥不過數十味進出加減何能應百病之多變予曰病雖多變古人立名各别其實不外虛實燥濕之偏爲提綱化寒化熱爲傳變一任千變萬化治法總以燥濕爲挈要兼寒兼熱爲變通再當酌其虛實治之無有不效知其要者一言而終不知者則泛濫無歸矣自愧真意未充人我隔閡真氣不

靈不得已用藥治病仍覺品類繁多未能返約昔陳翠虛真人用泥丸治病故又號泥丸嘗現身救世於人間每有求治病者取水和土為丸服之即愈衆病名狀各有不同真人用藥無異蓋世人不外燥濕二者為病真人即用一土之燥一水之濕以治之病燥者則水多而土少病濕者則水少而土多運丸於掌和入天真浩然之氣而成圓通之體故能統治百病以約禦紛皆真意所為不須藥味之多也更有李八百真人者但用手中竹杖叩病之處隨手而瘥此亦用圓空之物運以太和

元氣直達病所意到氣噓而邪自去二公皆善能用意用氣者也醫家未能參悟真意之靈亦當恒存濟世之念臨症兢兢亦當細察體會病情久久不已自可漸悟圓通養成太和元氣以資醫學此又醫人醫己之大法門也

望聞問切論

古人以四診察病其理甚微醫家意誠心静以神觀察方有得處面色不問青黄赤白黑俱以氣色二字審之五色應五臟者青屬木黄屬土赤屬火白屬金黑屬水平時五色之應本爲常病時另見則爲變有五色不應五臟者此又變中之變惟以神氣爲要神氣二者不但在面必兼看目以察之神氣遍歷百體仍當以通身會之濕病色必暗晦或變爲黄爲黑如黄疸變黑古稱陰黄屬虚寒其實不然由濕熱化燥治用清潤必

效設用溫補則誤古謂六氣皆從火化火化燥尤易也燥病色必乾赤甚則變枯而黑多煩渴初起津液未甚耗亦有渴不能飲者數多乾濇或目光炯炯燥又變火矣或遍身强硬而痛或肌膚刺痛手不可捫或筋攣骨痿腸拘似塊傴僂難伸凡物乾則必縮理有然也故以燥濕二字察其病機動靜二字審其寒〻熱〻者必煩而動寒者必倦而靜不拘燥濕之病面色有寶光隱隱在內外現潤澤津采者雖病無危其餘部位之應臟腑不必盡拘五音以宮屬土商屬金角屬木徵屬火羽屬水而應五臟此亦古人

據常理而言也若臨症則其聲未必盡依五音見症況五音亦可推移變換如商音可犯宮宮音又可轉商是也又如一字雖有平上去入四者之别其實只有平仄二聲故惟以燥濕寒熱四症配四聲最簡最切又以燥濕二病合平仄其義尤明凡濕病聲必低平燥病聲必厲反仄多呻吟乾嗽化火則多語言或譫語妄動狂躁其聲似破似啞或喘或咳咳聲不揚或多太息氣短聽之似有乾澀不相接續之象濕病其聲似乎壅塞不宣而又低平懶言又古謂如甕中作聲或默默無言或昏昏倦怠或多嗽多痰多唾或多噫氣

週身痠軟而痛沉重難展或已化熱上蒸心肺致令神識不清喃喃自語或昏昏迷睡至於問病之狀神清能言者則得細察病情或昏不能言必問旁人再以神色合參然後診脉脉法已載察脉神氣論中然此四診其神非筆墨所能傳醫家誠心會意方能有得診視之法務必清心凝神臨症自可了了蓋人之神明在有意無意時一會即覺不宜過泥泥則私意一起醫家與病人神氣相混反覺疑似難以捉摸矣此又診視之妙理古所未發者醫家果能神静意誠靈機活潑自然會悟

望聞問切論

行氣活血求本論

古人治病必求其本求本者察其致病之源也蓋人之氣血自相營衛依附流通如天地之風水本來暢達其不暢達而瘀塞者必有所因求其致病之因治之自效因於外感者燥邪潤之濕邪燥之寒邪温之熱邪清之其邪解散營衛自通氣血仍然流暢内傷情志不遂怒動相火惟有怡情静養再以言語開導病者或能感悟立時舒泰人心本來清静氣血融和因情志拂鬱太虚之體遂致窒碍不通然此無形之滯塞欲其氣行血活

豈有用辛香破耗之藥重傷氣血而能却病之理往往愈治愈結更增脹痛中滿噎膈瘡瘍諸累殊不知氣血散則愈虛黙運之權更窒日漸虧虛致成不治之症者多矣女子血海常虛肝腸多沸易於嗔怒往往多有脹痛氣血凝滯之症甚者血虛内燥腸腑多有結塊成形之處古人皆以血氣滯積為治有癥瘕之名常用破堅削積終不能去遂致形消腹大而危貽誤千古醫不知悔傷哉傷哉古法多用行氣之藥如香附木香烏藥砂蔻枳殼之類以治脹痛積聚諸病謂氣為血帥行氣即是活血

行氣治血求本論

見治不效務加破血如紅花赤芍元胡丹皮桃仁之類甚則三稜莪朮硝黄諸品終年服之揔不能銷堅去塊皆由未明血虚化燥隧道拘攣似積非積之理人知氣為血帥不知血實為氣航天地之運無形全藉有形無陰則陽無以化故天一先生水以為基地二生火以為配血行則氣自行血載氣而運化也造物之理先陰後陽故曰陰陽醫書少載獨景岳先生於產後兒枕痛謂是血虚空痛之理補古人未發有功於世醫家體會此理可悟治諸痛之法又近來多有濕熱傷陰化燥痺痛之病醫

引内經風寒濕三氣雜合為病多用溫散以致傷耗陰液内風竊動遍身竄痛又引治風先治血血行風自滅之句或用四物加羌獨活桂枝防風秦艽之類以為活血去風有致釀成痿廢者比比未審血虛内熱生風非同外感雖有風名其實即虛陽走竄為患但用育陰潛陽或少佐清熱其痛自愈遇此虛風諸病當易之曰治風先養血血充風自滅殊勝於古歌所云也惟跌打損傷血凝氣滯非關内傷外感可用行氣活血之品依外科諸方内外同治如去血已多而致諸症甚則痙厥俗稱破傷風

行氣治血求本論

妄用發散必危此亦血虛内風竄動峻用補血自愈已載外科燥濕分治論中矣

調經寶生論

女科古人以調經為要其次胎產至云先期為熱後期屬寒實不盡然蓋女子月信雖本天然奈今人先天本薄後天氣血必虧而應候之經逐月不能不去故常血海空虛陽浮於上血虛則氣弱而滯故每多脹痛經枯月閉諸症或臨經腹痛遍身作楚甚者寒熱發於經前久之延成咳嗽骨蒸肝風頭眩暈厥諸候疊生究之致病之源不外血虛或兼燥濕之邪釀患痛經之症近來極多當以血虛分別燥濕釀患血色氣黑或兼氣濁者此

屬濕熱混於營分補氣之劑再佐苦辛酌其寒熱而治之必效或血色淡或成塊色鮮此屬燥病甚者一月經行數次育陰必佐石膏多進方愈痛經之症久之血虚化燥筋絡腸胃之外往往結塊爲病或有固聚不移或有推揉可散古有癥瘕之名用行氣活血之品不效此皆燥病治用養營佐龜板鱉甲牡蠣石决明鹹寒之品以軟之辛潤之品以開之或兼濕者再参苦辛以宣之此皆必效之方從來均認寒氣血積濕痰多用辛熱之劑經年累歲治之不應血虚兼熱之輩陰受其害者甚衆近代

如葉天士之高明尚未得燥濕營虛痛經之法亦多用溫通胎誤不少古法云胎前宜涼産後宜溫後人拘定成法亦多敗事胎前營血虛寒者何妨溫潤産後熱病必用清涼不當但用藥當隨症變通即調攝之法亦當因時適宜大抵天時人事總宜如常以適意為度寒熱均勿太過嘗醫張姓婦夏月新産血虛感暑遂致出汗不止而成痙厥病家泥血暈之句用火爐噴醋救之不醒予見其臥室門窗緊閉棉衣布帳入房其熱如蒸急令移於房外其家甚恐産後驚風釀患予曰凡事必須相時當此

調經實生論

盛夏暑熱遍炎，豈有傷寒之理？人人但知寒邪可畏，不知暑邪尤烈，熱極内風易動，上壅心包，令人昏厥無知。況經新產，血虚元海不足，上盛下虚，最能爲厥，再加天氣外蒸，不危者幾希。方移置堂前，立時甦醒，再用養營之劑，稍佐清熱，一服即安。如醫案所載江姓產後腹痛，誤用熱藥，釀成痙厥，予用大劑寒涼獲愈。此等法論，醫家病家皆當隨時變通，萬勿熱〔執〕意誤事。有故無損，非專指胎前也。至於艱嗣，其故有四：其一必因男婦禀質偏虚偏勝；其二男女或有虚勞宿病；其三房事太過，必致精虧不育其四弍因苛刻傷德損人利己殺機內蘊生氣外絕欲求子嗣必先積德厚施戒淫少殺養其生氣此是不易之法古人云心寬養壽財寬養子俗語常言盡是天機屢驗不爽若有病則治之虛者補之仍必寡慾男子以精為寶精裕則神氣有附乾體自旺必多男古人所云月經後單日成男雙日生女之説殊不足信精勝多男血勝多女此為定論至於保胎之法又當清補切忌濃味煎煿（音博）並破耗之物常宜小勞氣血流通自無難産諸累胎之不固多因血虛內燥用清補再叅潤燥自無半産之

調經贅生論

患古人以黃芩白朮為安胎聖藥殊覺相反蓋二藥皆燥體也近來多燥病尤宜遠之有俞姓婦胎前病燥腹痛嘔吐前醫誤認中虛痰飲用六君子服下即痛極而胎落病家殊責藥誤前醫以為負寃訴予予曰六君子原非墮胎之劑奈今時多燥症嗣後宜慎投故苡仁能墮胎者亦體燥也此又可驗今時多燥之徵俞婦胎雖落而痛吐終不止予用潤劑瓜蔞薤白歸尾杏仁南沙參玉竹桑葉知母蔗汁一服立愈若能早進此方必無落胎之誤其餘胎前、產後諸症醫案中可撿法旁通為治揔宜治搃以燥濕二字分治可盡之矣產後惟用當歸丹參補血稍佐川芎桃仁以導餘瘀血虛甚者必佐生地頭眩多汗心空氣短再加棗仁北沙參玉竹龜板熟地之類少加童便亦可或有寒熱身痛此亦由血虛不能榮養百骸勿作外感治亦宜養營新產俗例必生一週不令安卧恐血衝心何其誤甚蓋新產氣血皆虛必須安睡以養之再服前方養血之劑自然虛回瘀去必無諸恙惟服雞猪肉等湯以潤補自易康服復忌服艾湯往往助熱生風或又誤認產後驚風用荊芥湯之類遂致痙厥而

危者多矣此種貽誤千古未明殊堪嘆惜產後内風痙厥甚至不語惟多服甘平養液用治肝風諸法自愈切忌風藥温散慎之慎之胎前虚血燥熱之體往往胎氣逆衝清補藥内加葡萄兩許即安或根枝皆可用胎動欲落必由血虚内燥不能養胎所致常時多服清潤滋補最妙及其已動腰痛必墮或有因客邪致胎動者但當去邪即是安胎俗例往往誤認閃動致病用金器苧根煮鷄蛋最多誤事客邪食蛋必增氣壅金之重鎮適以墮胎何甚謬甚寒苦之家終日擔荷負重勞作何曾因此墮

胎胞胎在腹如蛋在禽四旁俱無根絆惟有血以養之氣以攝之氣血不足養攝勢必自落腰痛必墮者腎乃人身之根蒂腰是腎之部位腰痛即是腎虛而吸納之權廢胎故必落臍帶連於胞裏非有根蒂外繫於腎絡也今並發明以補前人之未論而釋後人之疑誤

調經寶生論

石膏論附

石膏體重而潤色白味甘而微辛性澄而善降濁水澄之則清象西方白虎秉秋金之全令為清燥之君藥古人用治大熱大渴多汗者因暑濕之邪上蒸石膏之清肅善降逆上之邪熱服之令肺氣得復清肅之權濕熱之蒸潛銷二便通利熱渴俱解此清金則能化濕除熱之理況今時大運轉於燥火勢若燎原大地皆成燥域故人感燥邪最易常多種種燥病予家醫理補註燥邪為六氣之首病之見症各有發明補前賢所略其次又以

濕邪為要本草言體已將藥之燥潤兩體分別註疏燥氣動則是風猶天之西風吹之能令萬物皆乾人得燥病亦然乾者治之以潤救其乾枯燥邪病必見諸乾象或竅乾無津面少潤澤唇焦舌燥等症必用石膏之體潤清熱為燥火的對之藥或再佐滋藥治燥以潤濟乾陽遇陰而化故又能解燥轉澤化汗生津燥邪即解冬月燥邪尤甚亦須取用倘或燥而兼寒者不妨佐以溫潤之品如細辛當歸杏仁芥子川芎薤白桔梗桂枝葱白姜汁之類此皆體潤不燥之藥均可暫用或已化火又非石

石膏論

膏不足獨當其任石膏清熱則能保金益氣肺清則腎得金蔭故又生津養液寔撥亂反正之要藥也外症上部最多燥病腫瘍能銷潰者能斂如發背對口頸核乳癰疔瘡種種上部之瘡均能治之肺主皮毛燥邪外染致令氣血凝滯化熱作瘡用石膏解去其燥氣血流暢諸瘡自愈如潰後難斂之症或腐肉不去鬱成臭穢熟石膏末加入海浮散内生肌去腐如神此皆古所未發湮没石膏之多功特為補論以足之本草言體已述大概又補論篇末者石膏為近來要藥更當推廣其功以便將來

擇用

此係高曾嚴君數世孤意苦心親自體驗余又爸已先人已驗再驗之由斯屢驗不爽淂此秘傳補前賢所未及以冀孝子賢孫奉為極則援倉生自培福澤

石膏論

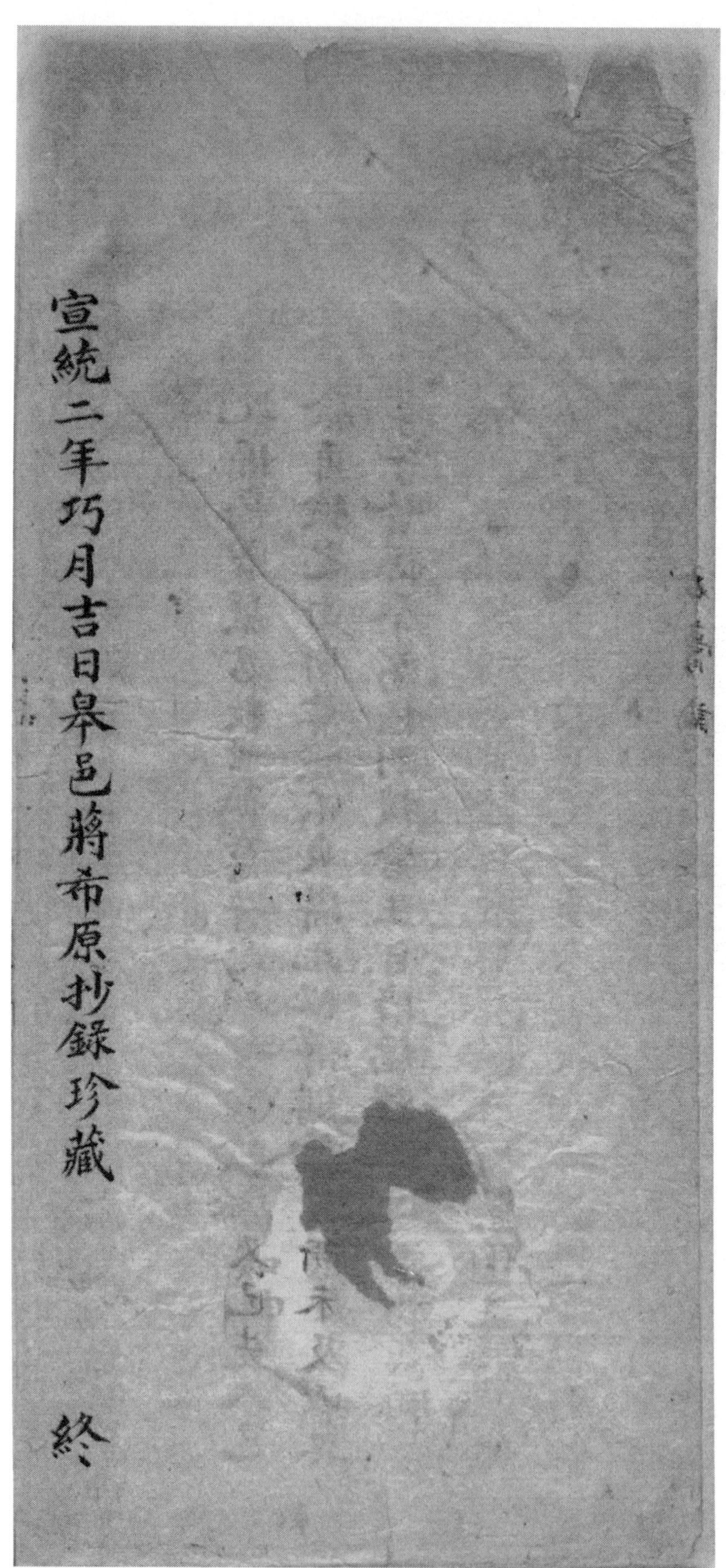
宣統二年巧月吉日皋邑蔣希原抄録珍藏

終